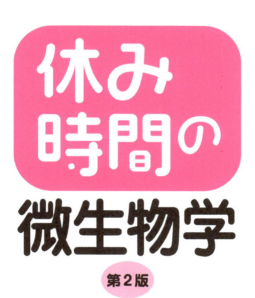

休み時間の微生物学

第2版

北元憲利
Kitamoto Noritoshi

講談社

ブックデザイン	安田あたる
カバーイラスト	Martine
本文イラスト	TSスタジオ

第 2 版の刊行にあたって

　本書の初版が発刊されて 7 年余の年月が過ぎました．幸いにも多くの読者の方々にご購読をいただき，若干の訂正・加筆を行いつつ今日までいたることができました．

　しかし，この間にも微生物学分野の進歩はめざましく，新知見が続々と報告されてきました．たとえば，今までのウイルスの常識を破るような巨大ウイルスも発見されてきました．パンドラウイルス（約 $1\,\mu m$）といわれ，小さな細菌よりも大きく，光学顕微鏡でも見えます．このパンドラウイルスの名は「パンドラの箱」に由来し，ふたを開けてみたらとんでもない（大きい）ものだったというところから来ているようです．次に「パンドラの箱のふた」をあけて出てくるウイルスはどのようなウイルスなのでしょうか…．この原稿を書いている間にも，パンドラウイルスよりももっと大きなピソウイルス（約 $1.5\,\mu m$）がシベリアの 3 万年前の永久凍土から発見されたそうです．ウイルスはどこまで大きくなっていくのでしょう．また，新たな感染症も知られてくるようになりました．MERS や SFTS といった感染症が世界各地で流行しました．世の中にはまだまだ知られていない未知の微生物が存在することがおおいに考えられます．

　このような背景，読者および先輩諸氏からのご指摘を踏まえ，初版時のポリシーやコンセプトは継続しつつ，新知見も取り入れた内容に書き改める必要性が生じるようになりました．また，同時に写真やイラストをカラーにすることも可能となり，諸先輩，諸機関のご協力をいただきながら見栄えのある本書とすることができたと思っています．初版と同様，医・獣・歯・薬・看護系，食物・栄養系，環境系，生物系の学生さんはもちろん，一般の方々や生涯学習を受けられる初学者の人たちの入門書として，文字通り「休み時間」にでも気軽に読んでいただければ幸いです．

　第 2 版が発刊できたのも，読者や諸先輩の方々，講談社サイエンティフィクの三浦洋一郎さんと関係の方々のご指導とご尽力によるものと心からお礼申し上げます．

平成 28 年 2 月

北元憲利

休み時間の微生物学　第2版

contents

第 2 版の刊行にあたって　iii

Chapter 1
微生物いろいろ　01

Stage 01　微生物と命名法　02
Stage 02　微生物の種類　04
Stage 03　微生物いろいろ　06
Stage 04　細菌の染色　08
Stage 05　細菌の基本構造（1）　10
Stage 06　細菌の基本構造（2）　12
Stage 07　細菌の増殖　14
　　●column　科学者とセレンディピティ　17
Stage 08　細菌の遺伝　18
　　◆Level Up　世界を動かした微生物たち　21
Stage 09　真菌のプロフィール　22
Stage 10　原虫のプロフィール　24
Stage 11　ウイルスのプロフィール　26
Stage 12　ウイルスの増殖　28
　　●column　寄生虫の薬を発見してノーベル賞　31
練習問題　32

Chapter 2
感染症の世界　35

Stage 13　感染とは？　36

Stage 14　感染成立の要因　38
Stage 15　感染経路，侵入門戸　40
Stage 16　宿主側の要因（生体防御能）　42
Stage 17　感染予防対策　44
Stage 18　関係法規　46
Stage 19　予防接種　48
Stage 20　ワクチンの種類　50
Stage 21　化学療法　52
Stage 22　薬剤感受性試験　55
Stage 23　その他の化学療法剤　58
Stage 24　物理的滅菌法　60
Stage 25　物理的消毒法　62
　●column　ナポレオンの野望を打ち砕いた微生物とは？　63
Stage 26　化学的殺菌剤　64
Stage 27　食品と微生物　66
練習問題　68
休み時間の単語学習　72

Chapter 3
微生物検査の技術　73

Stage 28　形態学的検査　74
Stage 29　分離培養と同定　76
Stage 30　血清学的検査（抗原抗体反応）　78
Stage 31　電気泳動法　80
Stage 32　遺伝子学的検査（1）　82
　●column　科学者の光と影　85
Stage 33　遺伝子学的検査（2）　86
Stage 34　遺伝子操作　88
Stage 35　微生物とバイオテクノロジー　90
Stage 36　単クローン抗体　92
　●column　ドイツ軍から町を救った2人の医師　94

練習問題　95
休み時間の単語学習　98

Chapter 4
微生物とその応用　99

Stage 37　食品に利用される微生物　100
　●column　カビから薬を作った日本人〜高峰譲吉　103
Stage 38　微生物産生成分の有効利用　104
Stage 39　くらしと微生物　106
Stage 40　環境浄化と微生物　108
Stage 41　環境に利用される微生物　110
Stage 42　環境問題と微生物　112
　◆Level Up　抗菌食品の開発　114
練習問題　115

Chapter 5
微生物・感染症各論　117

Stage 43　消化器系細菌感染症　118
Stage 44　消化器系ウイルスおよび原虫感染症　120
Stage 45　感染型食中毒　122
Stage 46　毒素型食中毒　124
Stage 47　呼吸器系細菌性感染症　126
Stage 48　呼吸器系ウイルス性感染症　128
Stage 49　発疹や水疱を形成する感染症　130
Stage 50　接触（経皮，粘膜，創傷）による感染症　132
Stage 51　神経系感染症（髄膜炎・脳炎）　134
　◆Level Up　母乳は最高の健康食品　137
Stage 52　昆虫が媒介する感染症　138
Stage 53　人獣共通感染症　140
Stage 54　性行為感染症　142

- column　ジェンナーの伝記　145
- Stage 55　ウイルス性肝炎　146
- Stage 56　化膿性疾患・日和見感染・内因感染　148
- Stage 57　眼疾患・がん（疾患）　150
- 練習問題　153

Chapter 6
最近の感染症の動向　159

- Stage 58　新興・再興感染症の出現　160
- Stage 59　耐性菌の出現　162
- Stage 60　出血熱の出現　164
- Stage 61　温暖化と新たな感染症　166
- column　文学好きの微生物　169
- Stage 62　新たな人獣共通感染症　170
- Stage 63　レトロウイルス感染症　172
- Stage 64　新たな消化器感染症の出現　174
- Stage 65　人食いバクテリア症の出現　176
- column　ノロやO157が増加したわけは？　177
- Stage 66　腸管出血性大腸菌の出現　178
- Stage 67　水がかかわる感染症　180
- Stage 68　プリオン病の出現　182
- Stage 69　牛海綿状脳症　184
- Stage 70　新型インフルエンザ　186
- Stage 71　SARS，MERSやCOVID-19の出現　188
- Stage 72　バイオテロリズムと微生物　190
- Stage 73　ミクロウオーズ・微生物の逆襲　192
- 練習問題　194

Chapter 7
微生物の歴史 197

Stage 74 人と細菌の歴史　198

Stage 75 人とウイルスの歴史　200

Stage 76 感染症と歴史　202

参考図書　204

付表　主な細菌・ウイルスの分類　205

索引　207

□ 微生物と命名法
□ 微生物の種類
□ 微生物いろいろ
□ 細菌の染色
□ 細菌の基本構造　1・2
□ 細菌の増殖
□ 細菌の遺伝
□ 真菌のプロフィール
□ 原虫のプロフィール
□ ウイルスのプロフィール
□ ウイルスの増殖

Chapter 1
微生物いろいろ

　微生物とは何でしょうか？　ヒトは微生物のことをばい菌とよび昔から汚いものとして嫌ってきました。しかし，それはヒトが勝手にいっているだけで，ばい菌自体は，地球誕生の太古から存在する生命体であり，彼らにとっては，後から生まれたヒトほど有害な生命体はないかもしれません。実は，ばい菌と嫌われるものはほんの一部だけであって，個性豊かないろいろな微生物が存在しています。ばい菌には，いや失礼，微生物にはどんなものがあるかをまず勉強しましょう。

Chapter 1 　微生物いろいろ

Stage 01　微生物と命名法

もうバイ菌とよばないで

　微生物は地球上に最初に生まれた生物です。生物進化の源となり，高等生物の先祖でもあると考えられています。今でも私たちをとりまく自然界，たとえば，ヒト，動物，土壌，水中などのほか，最近では火山近辺，南極大陸，水深1万メートルの海底や砂漠の中など，あらゆる場所から微生物が新たに見いだされています。微生物は私たちの生活に密接に関係し，食品の製造，医薬品，化学物質の原料あるいは環境浄化，生物資源など，ヒトにとって有益に利用されるものもあれば，有害となり，感染症の原因となる病原微生物も存在します。微生物は「人間－環境－食品」の間に深く関わりをもっているのです（表1.1）。あまりにも多種多様の微生物が存在するので，特徴や性格から名前をつけて区別しなければなりません。

表1.1　悪玉菌(バイ菌？)と善玉菌

	悪玉菌	善玉菌
人間	病原微生物	常在微生物
食品	食品微生物	応用微生物
環境	環境微生物	

　微生物学に含まれる，あるいは関連する科目として，図1.1のようなものがあります。

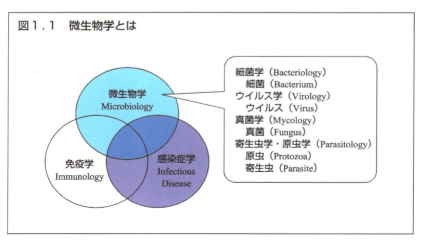

図1.1　微生物学とは

細菌学（Bacteriology）
　細菌（Bacterium）
ウイルス学（Virology）
　ウイルス（Virus）
真菌学（Mycology）
　真菌（Fungus）
寄生虫学・原虫学（Parasitology）
　原虫（Protozoa）
　寄生虫（Parasite）

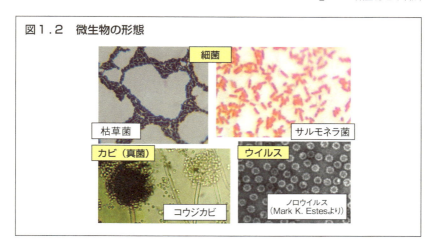

図1.2 微生物の形態

微生物の命名法

　ヒトは学名を *Homo sapiens* という1種の動物です。細菌は特に二名法が使われ，**属名**と**種名**で表します。たとえば表1.2のように，大腸菌の *Escherichia* は属名で，*coli* が種となります。ヒトに例えると名字と名前に相当するのかもしれません。さらに，同姓同名のヒトがいたとしてもそれぞれ個性があるように，微生物における個人はO157：H7のように細かく型別（型を判別すること）され，さらに株として名前をつけられることもあります。

表1.2　分類法

界	門	綱	目(亜目)	科(族)	属	種	(型)
真核生物	脊椎動物門	ほ乳綱	霊長目	ヒト科	ヒト属 *Homo*	ヒト *sapiens*	
原核生物	細菌			腸内細菌科	大腸菌属 *Escherichia*	大腸菌 *coli*	O157：H7

POINT 01

◆ 微生物には，病原微生物，常在微生物，食品微生物，応用微生物，環境微生物とよばれるものがあります。
◆ 通常，微生物は属名（名字）と種名（名前）でよびます。
　（例）*Escherichia coli*（大腸菌）

Chapter 1　微生物いろいろ

Stage 02　微生物の種類

大きく歴史を変えた，小さな微生物たち

ウイルス，細菌，真菌，原虫

　微生物とは，一般に光学あるいは電子顕微鏡を用いなければその形態を見ることのできない微小な単細胞の生物をいいます。小さい順に整理すると(1)ウイルス，(2)細菌，(3)真菌，(4)原虫になります。あまりにも種類が多いので種類ごとに細かく分けて教育・研究される場合もあります。学会もウイルス学会，細菌学会，免疫学会などの専門分野に分けられています。図1.3に微生物の分類とその位置付けを示します。

　ウイルスは光学顕微鏡では見られないほど微小で，生きた細胞がなければ増殖できません。二分裂増殖はせず，一般に抗生物質には感受性がありません（抗生物質が効かない）。DNAおよびRNAの両方をもつことなく，いずれか一方のみをもちます。このようにウイルスは，他の微生物とは性質が非常に異なり，生物かどうか疑問をもつ専門家もいます。

　細菌は原核生物で，RNAおよびDNAの両方をもちます。細菌の中には，リケッチアやクラミディアとよばれる微生物も含まれます。ただ，リケッチアやクラミディアは一般細菌と性質の異なる点（たとえば，一般細菌より小さく，多形性で人工培養できないなど）があり，しばしば一般細菌と区別して取り扱われます。通常，一般細菌は人工培養可能で抗生物質にも感受性があります。

　細菌より少し大きな真菌や原虫は真核生物に含まれます。真菌にはカビや酵母といわれるものがあり，人工培養は可能ですが，原虫は一般に人工培養できません。なお，寄生虫のような多細胞生物は微生物に含めないことが多いようです。

　ウイロイドは核酸（RNA）のみからなり，植物に感染することが知られています。プリオンはタンパク質のみからなり，やはり生命体（微生物）とはいいがたいのですが，感染因子として知られています。

図1.3 微生物の分類学的位置付け

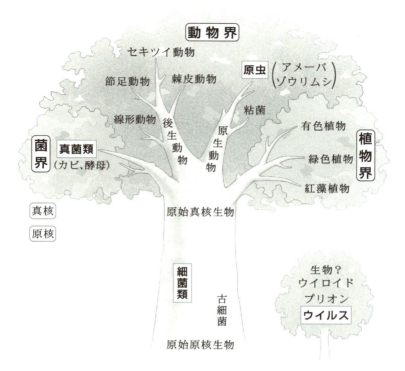

＊古細菌…細菌類とは特徴が異なり，区別される。

表1.3 微生物の種類と特徴

小さい順	光学顕微鏡	二分裂	核酸	人工培養	抗生物質	核
ウイルス	－（10～300 nm）	－	DNA or RNA	－	－	－
クラミジア	＋（1 μm 以下）	＋	DNA and RNA	－	＋	原核
リケッチア	＋（1 μm 以下）	＋	DNA and RNA	－	＋	原核
一般細菌	＋（1～5 μm）	＋	DNA and RNA	＋	＋	原核
真菌	＋（5 μm 以上）	＋	DNA and RNA	＋	＋	真核
原虫	＋（10 μm 以上）	＋	DNA and RNA	－	＋	真核
寄生虫＊	肉眼で見える	＋	DNA and RNA	－	＋	真核

＊ただし，寄生虫は微生物に含めないことが多い。

POINT 02

◆微生物を小さい順にあげると，ウイルス，クラミジア，リケッチア，一般細菌，真菌（糸状菌，酵母），原虫となります。

Chapter 1　微生物いろいろ

Stage 03　微生物いろいろ
細菌のプロフィール～ミクロキッズの世界へ

細菌・ウイルスの大きさ

　細菌の大きさは約 0.5～5 μm です。約 1000 倍（接眼レンズ 10 倍 × 対物レンズ 100 倍）の倍率をもつ光学顕微鏡で見ることが可能ですが，それでも 1 μm の細菌だとせいぜい 1 mm の大きさにしか見えません。

　ウイルスの大きさは 10～300 nm（1 nm ＝ 10^{-3} μm ＝ 10^{-6} mm）で，電子顕微鏡で観察します。細菌は細菌ろ過器（約 0.2 μm の穴）を通過しませんが，ウイルスは通過します。微生物の大きさを比較すると図 1.4 のようになります。ただし最近，0.5 μm 以上のウイルスが発見されています。

細菌の形態

　細菌の形態は，図 1.5 に示すように，**球菌**（coccus），**桿菌**（bacillus），**らせん菌**（ビブリオ *Vibrio*，スピリルム *Spirillum*，スピロヘータ *Spirochaeta*）に大別されます。しかし，同じ桿菌でも種によって長さはさまざまです。また，同じ球菌でも，**双球状**，**連鎖状**，**ブドウ房状**など特有の配列を示すものもあります。リケッチアやクラミディアは多形性を示します。ヒトにもそれぞれ顔があるように，微生物もこのような形態や配列に違いがあり，個々の細菌を鑑別する際に大いに役立つのです。なお，マイコプラズマという細菌は細胞壁をもたないので，アメーバのように形を変えることができます（細菌ろ過器も通過します）。

POINT 03

◆細菌：0.5～5 μm → 光学顕微鏡（1000～1500 倍）で観察。
　ウイルス：10～300 nm → 電子顕微鏡で観察。
◆細菌の形態：球菌，桿菌，らせん菌。
　細菌の配列：ブドウ状，連鎖状，双球菌状，四連状など。

Stage03 微生物いろいろ

図1.4 微生物の大きさ

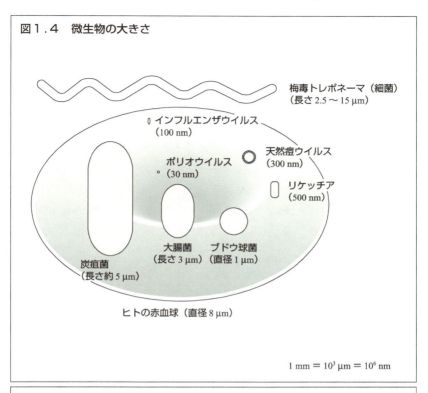

$1\ mm = 10^3\ \mu m = 10^6\ nm$

図1.5 細菌の形態と配列

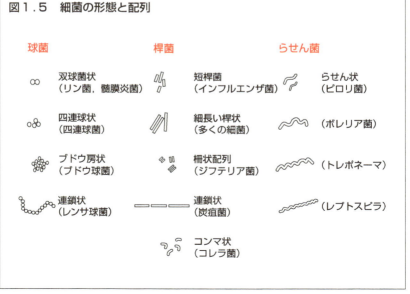

Chapter 1　微生物いろいろ

Stage 04　細菌の染色
微生物はお化粧しないと透明です

　細菌は光学顕微鏡で観察されますが，透明人間のようで，経験を積んでもなかなかわかりません。誰にでもわかるようにするためには，細菌にお化粧をしてやる必要があります。このお化粧にあたるのが，染色という作業です。通常，細菌や真菌は，塩基性アニリン色素により染色されます。染色法には，**単染色**，**グラム染色**，**特殊染色**などがあります（表 1.4）。

1）グラム染色

　このうち特にグラム染色が重要です。クリスタル紫で青紫に染まればグラム陽性，サフラニンでピンク色に染まればグラム陰性といいます（染まれば陽性，染まらなければ陰性という表現とは違うので注意）。たとえば，ブドウ球菌はグラム陽性球菌と表現します。大腸菌はグラム陰性桿菌です。形態（3 形態，Stage03 参照）とグラム染色性（2 種）の組み合わせでいうと，少なくとも 6 つの異なる細菌が鑑別できることになります。実際は，スライドガラスの上に材料（菌）をのせる（塗抹）→ 乾燥 → 火炎固定 → 染色 → 水洗 → 乾燥の順で行います（図 1.6）。水洗の時には，スライドガラスの裏側に水があたるようにして洗いましょう。

2）特殊染色

　リケッチア，クラミディアや原虫は特殊な染色法で染めます。特殊染色として，抗酸菌染色（結核菌やらい菌などを染める），莢膜染色，鞭毛染色，芽胞染色，異染小体染色など，それぞれの細菌特有の物質や付属器官を染める方法もあります。

POINT 04

- ◆クリスタル紫でまっ青になればグラム陽性。サフラニンでほんのりピンク色になればグラム陰性。
- ◆グラム染色と形態で，微生物は 6 種類に大きく分類されます。

Stage04　細菌の染色

表1.4　染色法のいろいろ

①単染色	1種類の色素で染める。メチレンブルーなど。淋病（淋菌）などの診断に用いる。
②グラム染色	4種類の試薬で染色する，最も一般的な染色（検査の場合に必ず行う）。グラム陽性（青紫に染まる）とグラム陰性（ピンク色に染まる）がある。
③特殊染色	菌のもつ構造的特徴を利用して特定の菌や構造物質を染める。抗酸菌染色（結核菌やらい菌を染色），鞭毛染色，芽胞染色，莢膜染色などがある。
④墨汁染色	生きたまま染める → 黒の背景に透明の菌が浮き上がって見える。らせん菌（スピロヘータ）や真菌（酵母）などの染色に用いる。

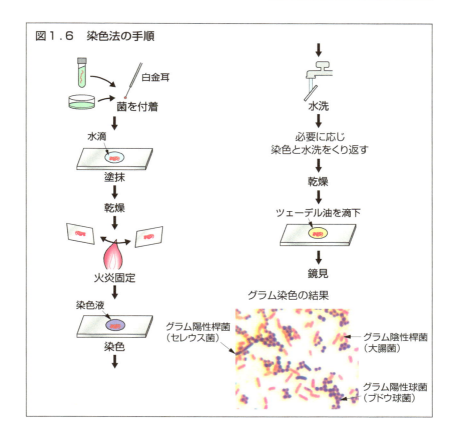

図1.6　染色法の手順

Chapter 1　微生物いろいろ

Stage 05 細菌の基本構造（1）
ヒトの細胞とちょっとだけ違う？

　細菌の細胞は動物細胞よりは植物細胞に近いのですが，多くの点で真核生物とは異なります。他の生物と同様，細胞膜，細胞質および核は存在しますが，細胞壁をもち，核には核膜がなく，細胞質と核との境界が不明瞭です（図1.7）。

細菌の構造

1）細胞壁
　細菌はペプチドグリカンを基本構造とする細胞壁をもつ点で，他の生物とは異なります。細胞壁は一定の形状，硬さをもち，浸透圧などから菌体を保護する役目をもちます。グラム陽性菌は1層の厚いペプチドグリカン（タイコ酸やリポタイコ酸など）を，グラム陰性菌は3層（外膜，リポタンパク質，ペプチドグリカン層）から細胞壁を構成します。外膜はさらにリピドAやリポ多糖体からなり，O抗原として血清型の判別にも利用されています（例：O157，図1.8）。

2）細胞膜
　2重のリン脂質層からなり，選択的透過性をもつのが特徴です。多種の膜タンパク質が混在していますが，その多くが酵素です（チトクローム酸化酵素，透過酵素，加水分解酵素など）。

3）細胞質
　明瞭な構造物はなくコロイド状ですが，RNA（タンパク質合成に関与），リボソーム，種々の酵素などが存在します。小胞体，ミトコンドリア，ゴルジ装置などはないのが細菌の特徴です。

4）核
　細菌には核膜がないので，核がどこにあるのかはっきりしません（原核生物）。染色体などは細胞質に存在し，二本鎖DNAで環状構造をとります。

Stage05 細菌の基本構造(1)

 O抗原 菌の外膜（細胞壁）に存在するリポ多糖は，数種類の糖がくり返しつながっています。その糖の種類やつながり方により抗原性が異なって現れます。大腸菌には170種類のO抗原が知られていますが，O157はその157番目ということになります。

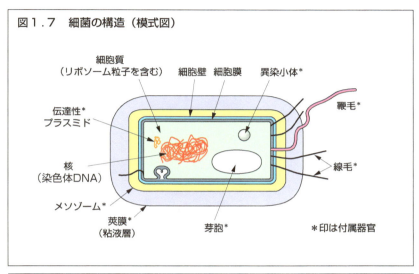

図1.7 細菌の構造（模式図）

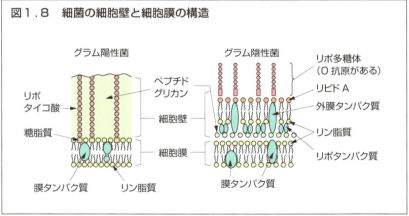

図1.8 細菌の細胞壁と細胞膜の構造

POINT 05

◆細菌は植物細胞に近いのですが，厚い細胞壁をもち，核膜がないのが特徴です（原核生物）。小胞体，ミトコンドリア，ゴルジ装置などもありません。

Chapter 1 　微生物いろいろ

Stage 06 細菌の基本構造(2)

見なれないものをもっています

細菌の付属器官

　細菌の種類により存在の有無は異なりますが，特殊構造として以下のような付属器官をもつものもあります。

1）莢膜，粘液層
　明瞭な厚い膜状構造（莢膜），あるいは薄く不明瞭な構造（粘液層）をもちます。莢膜は多糖体あるいはポリペプチドからなり，シールドのようなものを形成し，好中球やマクロファージによる食作用に抵抗するため，病原性が強くなります。粘液層は接着などに関与して，バイオフィルム（膜様構造）を形成します。K抗原として血清型別にも利用されています。

2）鞭毛（図1.9）
　長さ10 μm，径10〜30 nm，タンパク質からなります。運動性に関与し，菌により形状（極単毛，極多毛，周毛）が異なるのが特徴です。H抗原として血清型別にも利用（例：O157：H7）されています。

3）線毛
　付着線毛は鞭毛より細く多く，細胞などの付着に関与します。性線毛は細菌と細菌の接合に関与して遺伝情報を伝達します（Stage08参照）。グラム陰性菌に存在し，タンパク質の線維状構造をとります。

4）芽胞（図1.9）
　3層の厚殻からなり，染色体DNAと水分含量の少ない濃縮状態の細胞質を含みます。バチルス属やクロストリジウム属のみにみられる構造で，菌種によって形成位置（中心・偏在・端在性など）が異なります。環境条件が悪くなる（乾燥や栄養欠如）と出現し，数年以上も休眠状態をとることができます。環境が良好になると発芽して栄養型となり，分裂をはじめます。熱，乾燥，化学療法剤，消毒剤などに抵抗性をもち，通常の煮沸では死なず，乾熱滅菌や高圧蒸気滅菌（オートクレーブ）などで死滅します。

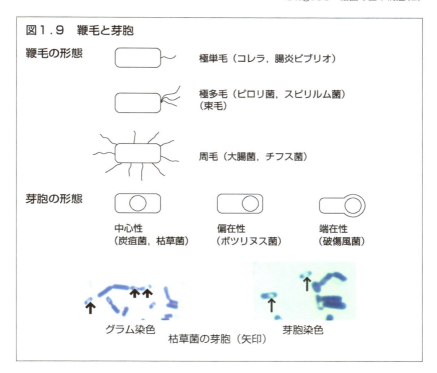

図1.9 鞭毛と芽胞

K抗原 莢膜抗原のこと。ドイツ語のKapselに由来します。莢膜を構成する多糖類の種類によって分類されます。

H抗原 鞭毛抗原のこと。鞭毛は繊維状構造を形成し，この繊維を回転させることにより運動性を与えます。ドイツ語の"Hauch"からHと名付けられました（O抗原は"ohne hauch"に由来）。大腸菌では60種ほどの種類が知られており，O157：H7の場合はその7番目ということになります。

F抗原 線毛（fimbriae）抗原のこと。鞭毛よりも細く短い繊維状の構造物が菌体周囲を取り巻いています。莢膜とともに好中球の貪食に対する抵抗因子であり，粘膜上皮細胞への定着に関与しています。

POINT 06

◆細菌には付属器官として，莢膜（病原性に関与），鞭毛（運動性），線毛（細胞に付着），芽胞（加熱などに抵抗性）などがあります。

Chapter 1 微生物いろいろ

Stage 07 細菌の増殖

ヒトのカラダが最適環境条件

　細菌は2分裂増殖し（図1.10），2分裂に要する時間を**世代時間**といいます。世代時間は菌の種類によりほぼ決まっています。たとえば，大腸菌やサルモネラ菌は**20分**，ブドウ球菌は30分，結核菌は16時間などです。菌は図1.10のような増殖曲線を描いて増殖します。菌の増殖は環境条件によって大きく左右されます。

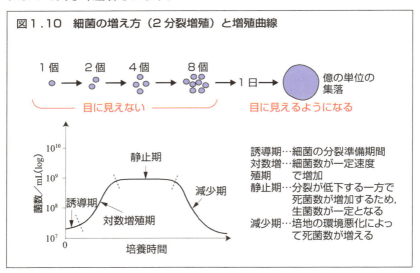

図1.10　細菌の増え方（2分裂増殖）と増殖曲線

誘導期…細菌の分裂準備期間
対数増殖期…細菌数が一定速度で増加
静止期…分裂が低下する一方で死菌数が増加するため，生菌数が一定となる
減少期…培地の環境悪化によって死菌数が増える

細菌の増殖に関する因子

1）温度

　至適発育温度は一般に37℃前後ですが，環境にたくみに適応したいろいろな微生物たちがいます。**高温菌**には，45〜75℃で生息可能な菌（硫黄菌，温泉菌），50〜60℃で生息可能な菌（バチルス，クロストリジウム属菌），さらに100℃以上で生息可能な菌もいます（超高熱菌，耐高温菌）。**中温菌**として，15〜45℃で生息可能な病原菌などの一般細菌や，真

菌などがあります。**低温菌**には，0〜25℃でも生息可能な好冷菌や水中菌，発光菌，腐敗菌がいます。5℃以下で生息可能なのはボツリヌス菌，エルシニア菌などで，さらに−10℃で生息可能な菌もあります（耐冷凍菌）。

2）湿度（水分活性：water activity：Aw）

微生物が利用できる水分を水分活性といいます。外界からの栄養吸収や細胞内の代謝は水を溶媒として行われるため，水分活性が高いほど増殖しやすくなります。低下するにつれて微生物の発育は阻止されます。

（例）カビ：Aw 0.65 以上ないと発育できません。
　　　腐敗細菌・一般細菌：Aw 0.90 以上ないと発育できません。

3）酸素要求性

微生物が好む酸素の条件として，以下のようなものがあります。

a）**好気性**　発育に酸素が必要で，呼吸によって発育します。
（例）緑膿菌，結核菌，真菌

b）**微好気性**　生存条件が 3〜10％程度の酸素にかぎられます。
（例）キャンピロバクター，ヘリコバクター

c）**通性嫌気性**　酸素の有無に無関係で，無酸素では発酵します。
（例）腸内細菌，赤痢菌，コレラ菌，酵母，乳酸菌

d）**偏性嫌気性**　酸素があると発育しません。死滅する菌もいます。
（例）芽胞形成菌のボツリヌス菌，ウエルシ菌

e）**CO_2 要求性**　CO_2 が 5〜10％あるとよく発育する菌もいます。

4）水素イオン濃度（pH）

一般に中性〜弱アルカリ性（pH6.8〜8.0）が増殖最適 pH です（血液 pH に類似）。菌によって以下のような種類があります。

a）**抗酸性**　酸に抵抗性があります。（例）結核菌

b）**好酸性**　酸性でよく増殖します。（例）乳酸菌，真菌（pH5.0〜6.0）

c）**好アルカリ性**　アルカリ性でよく増殖します。（例）コレラ菌，腸炎ビブリオ菌（pH8.2）

5）塩類，浸透圧

通常，NaCl は 0.85％が細菌の増殖最適条件です（血液の濃度と同じ）。

a）**好塩性**　NaCl が 2〜10％なければ発育しません。

b）**抗塩性**　NaCl が 10〜15％あっても生存し，増殖できます。

Chapter 1　微生物いろいろ

細菌の培養

　細菌や真菌の検査や分離を行うために培地が用いられます。培地には**液体培地**，**固形培地**（寒天で固形化したもの）があります。固形培地には，**平板寒天培地**という菌の分離や選択に利用するものや，**試験管培地**という生化学的性状を調べる培地などがあります（図1.11）。リケッチアやクラミディアなどは生きた細胞がなければならないので，試験管内で培養した細胞（細胞培養あるいは組織培養という）に感染させて増殖させます。

　細菌を平板培地に接種すると1個の細菌が2分裂をくり返し，1個の**コロニー**（目に見えるほどの大きさになる。集落ともいう）を形成します。

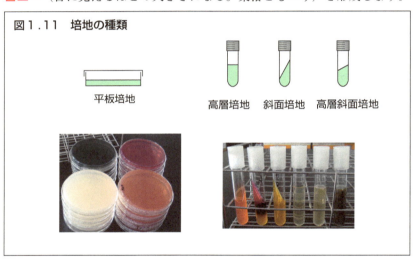

図1.11　培地の種類

POINT 07

◆細菌は2分裂増殖します。世代時間は菌により異なりますが，一般細菌では通常20〜30分です。平板寒天培地は菌の分離や選択に用いられます。コロニーの形態は菌の種によりさまざまです。

科学者とセレンディピティ

column

　科学者で大きな仕事をした人にはセレンディピティ（偶然の発見）という言葉がよくあてはまります。その例を2件ほど紹介します。

　微生物学者フレミングは，ブドウ球菌の培養をしていて，その中にカビをコンタミ（汚染＝contaminationの略）させてしまいました。ふつうの人であれば「これはまずい」とこっそり培地を捨てるところですが，彼はそうではありませんでした。よく見ると，カビの周りだけブドウ球菌が発育していないではありませんか！　抗生物質ペニシリンの発見です。まさに「失敗は成功のもと」ですね。

　ピロリ菌の培養にはじめて成功したのも偶然からでした。マーシャルという医師（2005年，ノーベル生理学・医学賞を授賞）は，胃の中に微生物はいないというそれまでの定説に異を唱え，3人の共同研究者とともに，ひたすらピロリ菌の培養を試みました。しかし，いつも失敗に終わっていました。そんなころ，イースターの連休でしばらく研究室を留守にして戻ってみると，放置したまま忘れられていた培地があるのに気がついたのです。ふつうの人であれば，すぐに破棄したかもしれませんが，彼は違いました。じっと目をこらしてみると，見えるか見えないかほどのコロニーができているのを発見したのです。ピロリ菌の培養にはじめて成功した瞬間でした。今でこそ，ピロリ菌の培養には数日を要することがわかっています。まさに偶然の発見ですが，その偶然を引き寄せるためには，それまでのたゆまない努力と経験があったことを忘れてはなりません。

Chapter 1　微生物いろいろ

Stage 08　細菌の遺伝
細菌は遺伝子工学の創設者

　遺伝情報はDNAの中に組み込まれていて、親から子へ伝えられます。しかし、親とは異なる形質をもった子孫が出現することがあります。これを（突然）変異といいます。また、別の細菌がもっていたDNAが形質転換、接合、形質導入などにより伝達され、菌の性質が変化することもあります。伝達されるDNAは、細菌の染色体由来のDNAである場合と、プラスミド由来のDNAである場合とがあります。ここでは、細菌の遺伝がどのように行われるのかをみていきましょう。

形質転換（transformation）

　ある細菌の遺伝的性質（形質）が、1つの細菌から他の細菌に移ることを形質転換といいます（図1.12A）。例として肺炎球菌が有名です。肺炎球菌の **S型菌**（smooth）は莢膜をもち、病原性があり、コロニーの表面はなめらかな円形です。一方、**R型菌**（rough）は莢膜も病原性もなく、溶菌しやすくなります。コロニーはほぼ円形で平坦ですが、表面は粗くなっています。実験的にR型の生菌およびS型の死菌の混合液をマウスに投与すると、形質転換によってR型生菌はS型死菌から病原性を獲得し、結果的にマウスは死亡してしまいます。実際には、グラム陽性菌にリゾチームを作用させて**プロトプラスト**（原形質や細胞壁を取り除いたあとの細胞質膜に包まれた形質塊）にして行います。

接合（conjugation）

　遺伝的に標識されている2種の大腸菌を混ぜると、それぞれの細胞の一部が融合（接合）し、有性生殖を行うようになります（図1.12B）。たとえば、F^+菌（Fプラスミドをもつ雄性菌）およびF^-菌（雌性菌）は、単体では無性生殖を行いますが、両者を混合すると、粘着性のあるF線毛が、F^-菌をとらえ、F線毛をたぐり寄せて接合します。F^+DNAが接合

管を通って F⁻ 菌に移り，F⁺ 菌が出現します。この間わずか約 2 時間です。また，接合により，R プラスミド（薬剤耐性因子）を獲得し耐性化する現象も知られています。

形質導入（transduction）

ある菌の遺伝子（DNA もしくはプラスミドの断片）が**ファージ**によって他の菌に移り，形質が変わる現象のことで，その結果，形質導入体（trans-ductant）ができます（図 1.12C）。テンペレートファージのみ可能であり，サルモネラ，赤痢菌，大腸菌，ブドウ球菌などで知られています。導入される遺伝形質としては，栄養要求性や薬剤抵抗性などのほか，抗原性，糖分解能，運動性など種々の形質があります。

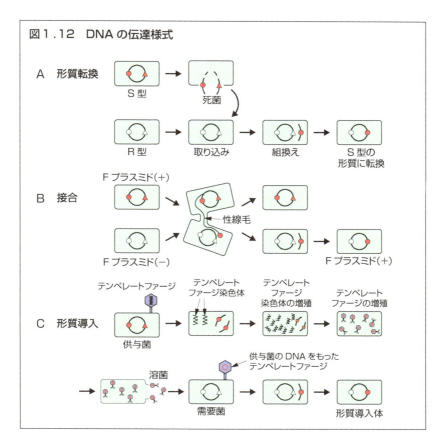

図 1.12　DNA の伝達様式

Chapter 1　微生物いろいろ

変異（mutation）

　DNA複製時の塩基配列の誤りやDNAの損傷により生じます。その確率は1世代あたり10^{-5}〜10^{-10}といわれています。この確率は化学物質，紫外線，放射線などにより著しく高くなります。変異の種類を表1.5に示します。変異の結果，コロニー形態の変化や毒素産生性などが変化します。

表1.5　変異の種類

①点変異	1個の塩基配列が変わる
②欠失変異	1個の塩基あるいはDNA断片が欠失する
③挿入変異	1個の塩基あるいはDNA断片が挿入される
④フレームシフト	少数の塩基配列が脱落あるいは挿入して遺伝暗号がずれる

カネヲクレタノム／サン　　　　今お会いしましょう
カネヲクレタ／ノムサン　　　　今を愛しましょう
…塩基配列の切れかたや挿入によってまったく意味が違ってくる

すぱい　すっぱい
おとり　おっとり　　　いずれも一字「っ」が入ることにより意味が異なる
じけん　じっけん
しかく　しっかく

POINT 08

- ◆変異：DNA複製時の塩基配列の誤りや，DNAの損傷によって起こります。
- ◆形質転換：ある細菌の遺伝的性質（形質）が，1つの細菌から他の細菌に移ることです。
- ◆接合：異なる形質の遺伝子をもった2種の大腸菌を混ぜると，それぞれの細胞の一部が融合（接合）し，一方の形質遺伝子を獲得します。
- ◆形質導入：ある菌の遺伝子（DNAもしくはプラスミドの断片）がテンペレートファージによって他の菌に移り，形質が変わる現象です。

世界を動かした微生物たち

Level Up

1) 炭疽菌：ご存知「白い粉」です。1940年代，第2次大戦のころ，ある島で炭疽菌の散布実験が行われました。いわゆる細菌爆弾の実験です。菌にさらされたヒツジは数日もたたずに死にはじめ，やがてその島には生物がいなくなりました。40年以上もたった1987年に調査したところ「白い粉」はまだ生きていたそうです。

2) ボツリヌス菌：ボツリヌス毒素はng単位の量でヒトや動物を死にいたらしめます。あくまで計算上の数値ですが，ボツリヌス毒素は破傷風菌毒素の10倍，サリンの100倍，ダイオキシンやベロ毒素の1000倍の強さをもつ計算となります。さらには，サスペンスドラマによく出てくるトリカブトや青酸カリ（100 mgで致死）のなんと1000万倍の強さをもつことになります。

3) ペスト菌：ペストはアジアからシルクロードを経てヨーロッパに伝播されたと考えられています。14世紀のヨーロッパでは，黒死病が大流行して2500万人以上の人が死にました。その後，75年の間に総人口の75％が死亡したといわれています。

4) 痘瘡（天然痘）ウイルス：古代エジプトのミイラにもその痕跡があることから，まさに人類とともに歩んできたウイルスといえるかもしれません。ローマ帝国の衰退やインカ帝国滅亡の原因ではないかとも考えられています。日本には奈良時代に大陸から侵入したといわれ，痘瘡をめぐる迷信は数かぎりなく存在します。奈良東大寺の大仏様もこうした背景の中で建てられたともいわれています（以上，4つともStage72参照）。

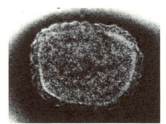

天然痘のワクチンに使われる種痘ウイルス【提供：宮本博之教授（和歌山県立医大名誉教授）】

Chapter 1　微生物いろいろ

Stage 09　真菌のプロフィール

ヒトはカビと同じ仲間のキノコをよく食べる

　シイタケ，酵母，水虫，カンジダ菌，カビなど，食品になるものから病気の原因になるカビ類は，分類学上はすべて真菌の仲間です。ということは，キノコを食べる我々はカビと同じものを食べていることになるのでしょうか？

真菌の種類と概要

　真菌には**糸状菌（カビ）**，**酵母様真菌**，**キノコ**などがあり，その種類は20万種にものぼるといわれています。そのうち，ヒトの疾患にかかわる真菌はそれほど多くないといわれています。また，抗生物質を産生するものや，醸造・発酵など食品に利用されるものもあります。主な真菌の種類と疾患を表1.6に示します。

真菌の構造と増殖

　真菌は真核生物であるため，核膜，ミトコンドリア，ゴルジ装置などをもちます。

1) 糸状菌（菌糸性真菌）

　糸状菌の成長・増殖は以下のようなサイクルを基本としています。

胞子（高度に分化した細胞）→ 散布 → 発芽 → 管状の細胞が成長（末端成長）→ 枝を形成しながら（側枝形成）→ 菌糸体を形成 → 先端に胞子を形成 → 散布 → 再び発芽 →（くり返し）

　胞子には無性胞子と有性胞子があり，真菌の分類は胞子のタイプをもとにして行われます。図1.13に無性胞子の種類をあげています。なお，不完全菌類の胞子を分生子ということもあります。

2) 酵母

酵母は大きさ(4〜8)×(5〜12)μmで細菌より大きく，ヒトの赤血球より小さく，卵型，楕円形をした単細胞であり，出芽により増殖します。

3）二相性真菌

菌糸と酵母様細胞の2つの様式をとるものを二相性真菌といいます。

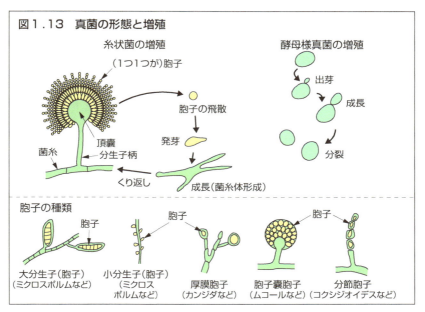

図1.13　真菌の形態と増殖

表1.6　真菌の種類と疾患

真菌亜門	病原真菌（属）	疾患名
接合菌類	ケカビ	ムコール症（脳炎，肺炎）
担子菌類	クリプトコッカス	髄膜炎，肺炎，脳炎
子嚢菌類	ヒストプラズマ	ヒストプラズマ症
	カンジダ	肺炎，口内炎，膣炎，皮膚炎
	アスペルギルス	肺炎，気管支炎
	皮膚糸状菌（白癬菌）	しらくも，水虫，たむし
	ニューモシスチス	カリニ性肺炎

POINT 09

◆真菌は真核生物。糸状菌（カビ）や酵母様真菌があります。増殖は無性／有性胞子で複雑に増殖します。酵母は出芽により増殖します。菌糸と酵母の二相性をもつものもあります。

Chapter 1　微生物いろいろ

Stage 10　原虫のプロフィール
パラサイトするのは映画の中だけではない

原虫

　原虫は真核生物で単細胞性ですが，運動器官などをもつことで原生動物ともいわれます。自然界には多くの原虫が存在しますが，水中や湿地などで自活するものと，寄生するものとが知られています。ヒトに寄生し病原性をもつものは約40種類といわれています（図1.14）。

1）原虫の構造と形態
　　a）細胞壁はもちませんが，細胞膜の外に細胞外被をもちます。
　　b）細胞質は外質（外肉）および内質（内肉）からなります。
　　　　外質：細胞の保護，運動，摂食，排泄などにかかわる。
　　　　内質：消化，代謝，栄養貯蔵，生殖などにかかわる。
　　c）運動性：偽足（根足虫類），鞭毛（鞭毛虫類），線毛（繊毛虫類）によって運動します。胞子虫類は運動性はありません。

2）原虫の増殖
　受精，接合によらない生殖を無性生殖といい，減数分裂によって生じた配偶体（雄と雌）の融合を伴う生殖を有性生殖といいます。原虫は種によって生殖方法が異なります。
　　a）無性生殖のみで増殖するものとして，根足虫類や鞭毛虫類があります。
　　b）有性生殖と無性生殖を交互に行うものとして，胞子虫類があります。
　　　　これらは雌雄を生じ，接合子嚢子（オーシスト）を形成します。
　図1.15にマラリア原虫の増殖様式（生活環）を示しました。マラリアにかぎらず，原虫の多くは抵抗性の強い嚢子（シスト：図1.15ではオーシストに相当）の形で存在し，ヒトに感染します。感染したシストは栄養型となって生体内で増殖します。

3）原虫の種類
　　a）アメーバ類（根足虫類，赤痢アメーバなど）

b) 鞭毛虫類（膣トリコモナス，ランブル鞭毛虫など）
c) 繊毛虫類（大腸バランチジウムなど）
d) 胞子虫類（マラリア原虫，トキソプラズマ，クリプトスポリジウムなど）

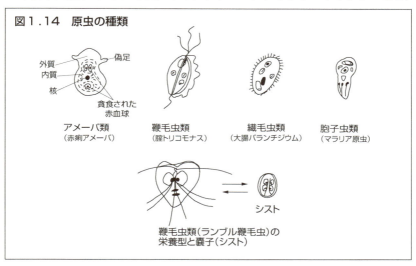

図1.14　原虫の種類

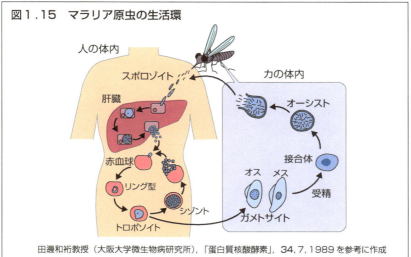

図1.15　マラリア原虫の生活環

田邊和裕教授（大阪大学微生物病研究所），「蛋白質核酸酵素」，34, 7, 1989 を参考に作成

POINT 10

◆原虫は原生動物で，形態もさまざまです。増殖は無性生殖・有性生殖で行います。アメーバ類，鞭毛虫類，繊毛虫類，胞子虫類などがあります。

Chapter 1　微生物いろいろ

Stage 11　ウイルスのプロフィール
生命体なのか単なる物質なのか？

ウイルスの概要

　ウイルスはきわめて小さく（10～300 nm），光学顕微鏡では見ることはできません。特殊な固定をしたのち，電子顕微鏡で観察します。ウイルスを生きたまま観察するのは今のところ不可能のようです。エネルギー産生機構やタンパク質合成機構などの代謝系をもたないため，人工培養することができず，増殖には生きた細胞を必要とします（偏性細胞寄生性）。細菌のように2分裂増殖はせず，特殊な増殖過程をもちます（Stage12参照）。細菌とは異なり，核酸（遺伝情報）としてDNAかRNAのどちらか一方だけしかもちません。

　動物，植物あるいは細菌細胞に感染することから，動物ウイルス，植物ウイルス，細菌ウイルス（バクテリオファージ）などに分類されています。

ウイルスの構造と形態

　完成ウイルス粒子（ビリオン）の基本構造を図1.16に示します。**ビリオン**は，遺伝子である核酸（DNAかRNAのどちらか一方のみをもつ）と，それを取り囲むタンパク質の殻（**カプシド**）からなります。核酸とカプシドを合わせて**ヌクレオカプシド**といいます。ウイルスによっては，この外側に糖タンパク質と脂質からなる**エンベロープ**という外皮をもつものもあります。さらに，エンベロープの上に**スパイク**という突起物をもつものもあります。

　ウイルスは多形性を示し（図1.17），球状，立方状のほか，弾丸状やオタマジャクシ状など特徴的な形状をもつものもありますが，基本的にはヌクレオカプシドの構造から3つのタイプに分けられます。正20面体構造をとり，その中に核酸が収納されているもの（立方対称構造），らせん状の核酸にタンパク質が結合し，ヌクレオカプシドが細長い管状構造をとるもの（らせん対称構造），いずれにもあてはまらない複雑な構造をとるも

のの3つです。らせん対称の動物ウイルスはいずれもエンベロープをもっています。

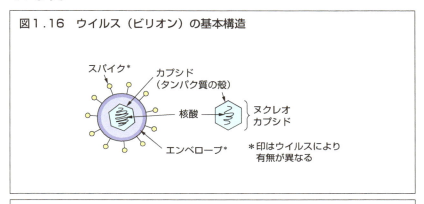

図1.16 ウイルス（ビリオン）の基本構造

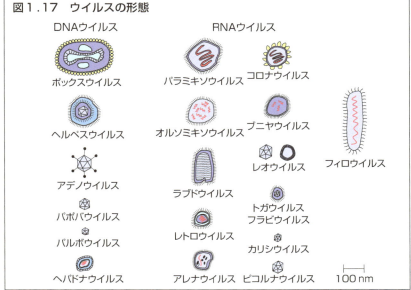

図1.17 ウイルスの形態

POINT 11

◆ウイルスは偏性細胞寄生性で，核酸は DNA か RNA のどちらか一方をもちます。核酸の周りにカプシドがあり，合わせてヌクレオカプシドといいます。種によっては，エンベロープやスパイクをもつものもあります。

Chapter 1　微生物いろいろ

Stage 12　ウイルスの増殖
ヒトのものを奪いながら自分をコピー

前のStageでみたように，ウイルスは細胞に寄生して増殖します。ウイルスの増殖は次のような過程をとります（図1.18）。

1) **吸着**　細胞表面のウイルス受容体（レセプター）への接着。
2) **侵入**　エンベロープと細胞膜との融合，あるいは細胞のエンドサイトーシスなどによって細胞内へ侵入する。
3) **脱殻（解体）**　タンパク質の殻から中身の核酸を細胞内に放出し，粒子は解体される（この時点から組み立てまでの時期はウイルスが存在せず，暗黒期とよばれる）。
4) **素材の合成**　親ウイルスの核酸（遺伝情報）をもとに子孫ウイルスの部品をつくる過程で，核酸の複製とタンパク質合成が別々に行われる。
5) **組み立て**　つくられたそれぞれの部品（核酸とタンパク質）を組み立てて，ビリオンの完成品ができあがる。
6) **放出**　ビリオンが細胞外に放出される。エンベロープをもつウイルスは細胞の細胞膜や核膜をかぶって放出され（出芽），はじめてビリオンが完成される。

ウイルスの培養

1) 動物個体への接種

ウイルスを動物へ接種する時には，マウス，ラット，ハムスター，モルモット，ウサギ，サル，ニワトリなどが用いられます。感受性動物を用いて感染性や病変をみることができ，接種ルートは，腹腔，脳内，鼻腔，筋肉内，経口などです。**近交系**（遺伝的に均一な系統），**SPF**（特定の病原体のいないもの：specific pathogen-free），**無菌動物**などを用いることもあります。

2) 発育鶏卵への接種

ニワトリ受精卵を孵卵器38〜39℃で10〜11日発育したものを用いま

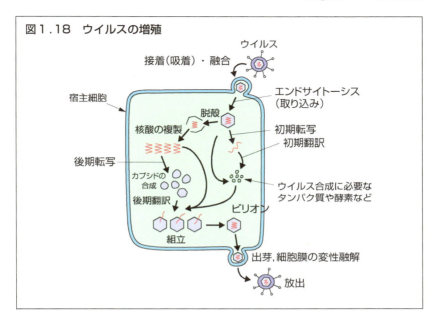
図1.18 ウイルスの増殖

す。胎児，しょう尿膜，羊膜腔，卵黄嚢などに接種して病変をみます。

3）細胞培養，組織培養（培養細胞への接種）

　ガラスあるいはプラスチックのビンの底に動物細胞を培養すると，細胞は底にはりついて一層に広がって増殖します（単層培養）。これにウイルスを接種します。いろいろな動物の臓器由来の細胞があります。直接，動物から臓器や組織をとって培養する場合を**初代培養**といいます。がん化した細胞は**株化細胞**といい，半永久的に増殖するのでよく用いられます。この時，目的のウイルスに適した（親和性のある）細胞を選ぶ必要があります。

　ウイルスの増殖により細胞が破壊（細胞変性効果：cytopathic effect：CPE という）されると特有の形態的変化を起こします（**プラーク形成**，図1.19）。封入体や巨細胞をつくるウイルスもあります。CPE の数を数えることにより，材料中のウイルス量を測定することもできます（表1.7）。

memo　封入体

　ある種のウイルスが感染細胞内につくる特有の構造物で，ウイルス粒子の集合体やウイルス増殖過程でつくられたなんらかのタンパク質から形成されます。細胞を染色するとその形態がよくわかります。

Chapter 1　微生物いろいろ

巨細胞

ある種のウイルスが感染すると細胞が障害され，隣接の細胞同士が細胞融合を起こし，複数の核を内包した大きな細胞が形成されることがあります。

表1.7　ウイルスの定量

①50％致死量（LD_{50}），50％感染量（ID_{50}） 　動物の生死や発症の有無を指標に用いて感染性ウイルスの測定を行う。
②50％培養細胞感染量（$TCID_{50}$），プラーク法 　培養細胞を用いてCPEの有無を指標にする方法，抗体の中和活性を調べることにも利用できる。
③赤血球凝集価 　赤血球凝集能をもつウイルス量を測定。ただし，必ずしも感染性ウイルスを測定するわけではない。

※ 50％致死量（LD_{50}）＝ある量の毒を飲んだヒトの50％が死んだ時の毒の量をいう。この値が小さいほど，強い毒ということになる。ID_{50}，$TCID_{50}$ も考え方は同じ。

図1.19　プラーク形成

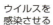

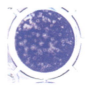

細胞は底一面にはりついて増殖しているため，染色すると均一に染まって見える

ウイルスを感染させる

ウイルスの感染・増殖により周囲の細胞が破壊され穴が空いたように見える（穴の数でウイルスの数がわかる）

POINT 12

◆ウイルスの増殖は，吸着 → 侵入 → 脱殻（解体）→ 素材合成 → 組み立て → 放出（出芽）の順。脱殻〜組み立てまでは粒子が存在せず暗黒期といいます。宿主の核酸やタンパク質を利用するだけ利用して（他人の△○で相撲をとるわけです）複製していきます。

◆培養細胞にウイルスを感染させると，特有の細胞変性効果（CPE）を示し，プラークを形成します。ウイルスの種類により，封入体や巨細胞を形成するものもあります。

column 寄生虫の薬を発見してノーベル賞

　寄生虫のことを英語でパラサイトといいます。SF映画にもよく出てくる言葉ですが，文字通り人や動物の体内に侵入・寄生し，時には体を乗っ取り人々を死においやりました。オンコセルカという寄生虫は河川盲目症を引き起こし，アフリカや中南米で人口の2割以上の人々を盲目にさせました。また，フィラリア寄生虫は犬や動物にとりつき，死に至らしめることもあります。人にとりつくと象皮症（象の皮膚のようになる）を起こすことで知られていました。日本でも，江戸時代から十返舎一九の「東海道中膝栗毛」や葛飾北斎の絵に象皮症の患者が描かれています。幕末に活躍した西郷隆盛もフィラリア症にずいぶん苦しめられたといわれています。

　しかし，寄生虫を駆除する薬が発見されてからは多くの人々が救われてきました。フィラリアに対する治療薬を発見したのは日本の大村智博士です。ゴルフ場近くの土壌からカビに似た放線菌を分離し，エバーメクチンという物質を取り出し，さらに，共同研究者とともにイベルメクチンいう薬を開発しました。このことにより，アフリカや中南米などで，のべ数億人以上の人々を失明や生命の危機から救いました。現在もその他の寄生虫，ダニによる感染症，疥癬の薬として広く使われています。この功績が称えられ，2015年，大村博士は共同研究者ととともにノーベル医学・生理学賞を受賞しました。日本人の医学・生理学賞においては，これまでに候補者は数多くいたのですが，実際に受賞したのはたった2人（利根川 進博士と山中伸弥博士）でしたので，大村博士の受賞は大変喜ばしいことです。しかも，日本人微生物学者の受賞は初めてであり，今後の若い微生物学研究者の励みとなることでしょう。

Chapter 1　微生物いろいろ

  問 題

問　以下の文にはそれぞれ誤りがある。その箇所を訂正せよ。

1) ウイルスは 10 〜 300 nm の大きさで，光学顕微鏡でみられるほど微小で，DNA および RNA の両方をもつ。
2) ウイルスは生きた細胞がなければ増殖できず，一般に抗生物質に感受性がある。
3) 一般細菌は原核生物で，大きさは約 50 〜 500 μm，通常人工培養可能で，抗生物質にも感受性がある。
4) 細菌やマイコプラズマは細菌ろ過器（約 0.2 μm の穴）を通過しないが，ウイルスは通過する。
5) 細菌は，球菌，桿菌，らせん菌に大別されるが，同じ桿菌でも，双球状，連鎖状，ブドウ房状など特有の配列を示すものもある。
6) グラム染色で青紫に染まればグラム陽性，染まらなければグラム陰性という。
7) 特殊染色として，抗酸菌染色，莢膜染色，鞭毛染色，線毛染色，芽胞染色，異染小体染色などがある。
8) 細菌の細胞壁には H 抗原があり，血清型別に利用される。
9) 細菌は小胞体，ミトコンドリア，ゴルジ装置などを備えているが，核膜がないため染色体は細胞質に存在する。
10) 鞭毛は細胞の接着に関与し，菌により存在様式はさまざまで，O 抗原として血清型別にも利用される。
11) 付着線毛は鞭毛より細く多く，細胞などの付着に関与するが，性線毛には特に働きをもたない。
12) 芽胞は煮沸（100℃，30 分）で死ぬが，乾燥，化学療法剤，消毒剤などには抵抗性があり，数年以上も休眠状態で生存する。
13) 細菌の 2 分裂に要する時間を世代時間といい，大腸菌やサルモネラ菌では 20 分，ブドウ球菌や結核菌は 30 分である。
14) 好気性菌は発育に酸素を必要とし，発酵により発育する。緑

膿菌，結核菌，真菌などがある。
15) 通性嫌気性菌は，通常酸素を嫌う菌をいう。腸内細菌，赤痢菌，コレラ菌など多数の菌がある。
16) 偏性嫌気性は，酸素があると発育しないが，死滅することはない。芽胞形成菌のボツリヌス菌，ウエルシ菌などがある。
17) 細菌は，水素イオン濃度（pH）が弱酸性（血液 pH に類似）の場合によく発育する。
18) 酸に抵抗性をもつ菌を好酸性菌，酸性側でよく増殖する菌を抗酸性菌という。前者には結核菌，後者には乳酸菌，真菌などがある。
19) アルカリ性側でよく増殖する菌を好アルカリ性菌といい，大腸菌，サルモネラ，コレラ菌，腸炎ビブリオ菌などがある。
20) 好塩性は，NaCl が 15％ なければ発育しない場合をいい，抗塩性とは，NaCl が 15％ あってもなくても増殖する場合をいう。
21) 偏性細胞寄生性とは，生体内でないと増殖しない微生物をいい，リケッチア，クラミディアやウイルスなどが相当する。
22) 変異とは，DNA 複製時の塩基配列の誤りや DNA の損傷により生じる。化学物質，紫外線，放射線等により，その起こる確率は低くなる。
23) 形質導入は，ある細菌の遺伝的性質（形質）が，1 つの細胞から他の細胞に移ることをいう。肺炎球菌の S 型菌および R 型菌の形質導入が知られている。
24) 接合は，大腸菌を混ぜると，それぞれの細胞質が融合することをいう。F プラスミドをもつ雄性菌や R プラスミドを獲得し耐性化する現象などが知られている。
25) 形質転換は，ある菌の遺伝子（DNA もしくはプラスミドの断片）がファージによって他の菌に移り，形質が変わる現象のことである。栄養要求性や薬剤抵抗性などの形質転換が知られている。
26) プラスミドは，環状二本鎖 DNA で，宿主の細胞内で，宿主の染色体 DNA とともに複製するものをいう。

Chapter 1　微生物いろいろ

27) バクテリオファージとは，他のウイルスに感染・増殖するウイルスの一群をいい，DNAかRNAをもつ核タンパク質である。
28) 細菌の増殖には，はじめ旺盛に増殖する誘導期，規則的に分裂する増殖期，増殖が止まった静止期，および減少期がある。

解　答

問1) 光学顕微鏡では見られない。DNAかRNAのどちらか一方のみをもつ。
2) (一部の例外を除き) 一般には抗生物質には感受性がない。
3) 大きさは0.5〜5μm
4) 細菌の仲間ではあるがマイコプラズマも細菌ろ過器を通過する。
5) 双球状，連鎖状，ブドウ房状は球菌に見られる。
6) グラム陰性は赤〜ピンク色に染まる。
7) 線毛は一般に染まりにくいか染まらない。
8) 細胞壁はO抗原
9) 細菌には，小胞体，ミトコンドリア，ゴルジ装置などはない。
10) 鞭毛は，運動性に関与。H抗原である。
11) 性線毛は接合に関与して遺伝情報を伝達する
12) 芽胞は煮沸では死滅しない。
13) 結核菌の世代時間は16時間と長い。
14) 通常，呼吸により発育する。
15) 酸素があっても（呼吸）なくても（発酵）発育する菌をいう。
16) 酸素により死滅する菌もいる。
17) 一般に中性〜弱アルカリ性（pH6.8〜8.0）でよく発育する。
18) 「抗酸性」と「好酸性」が逆になっている。
19) 大腸菌やサルモネラは好アルカリ性ではない。
20) 好塩性は2〜10%程度のNaCl，抗塩性は10%程度でも増殖する。
21) 生体内でなくとも生細胞があれば増殖する。
22) 変異の確率は著しく増加する。
23) 形質転換のこと。
24) (性) 線毛が融合する。
25) 形質導入のこと。
26) 染色体DNAとは独立して自己複製する。
27) 細菌に感染するウイルスをいう。
28) はじめの誘導期には見かけ上まったく増殖が見られない。

□ 感染とは？
□ 感染成立の要因
□ 感染経路，侵入門戸
□ 宿主側の要因
□ 感染予防対策
□ 関係法規
□ 予防接種
□ ワクチンの種類
□ 化学療法
□ 薬剤感受性試験
□ その他の化学療法剤
□ 物理的滅菌法
□ 物理的消毒法
□ 化学的殺菌剤
□ 食品と微生物

Chapter 2
感染症の世界

平成22年まで日本の死亡率ベスト3は，がん，心疾患，脳血管疾患（男は悪女に恋して悩み，女は悪しからず心からノーという）です。しかし，戦前から戦後まで常に死亡率第1位を占めていたのは，戦争死者ではなく，実は感染症なのです。すっかり影を潜めたような感がありますが，平成23年以降，感染症は脳血管疾患を抜いて第3位に浮上しました。その勢いは失われていないのです。世界に目を向けてみると，下痢症を起こす人だけでも年間2億人いて，その便の量はナイアガラの滝の1分間に流れる水量に匹敵するといわれています。感染症による死亡は全死亡の約20％といわれます（WHO統計）。また，新型インフルエンザやMERSなどの出現により，感染症は新たな問題を引き起こしています。今になって，なぜ新型インフルエンザやMERSなどが出現してきたのでしょうか？

Chapter 2 感染症の世界

Stage 13 感染とは？
ミクロウオーズ：ヒトと微生物の大戦争

感染の流れ

　ここでは微生物により生体や健康に障害をおよぼす状態，すなわち感染について紹介します。

　微生物（病原体）が感染を起こすために，まず**汚染**が成立しなければなりません（図2.1）。汚染とは皮膚や粘膜に微生物が定着することをいいます。さらに微生物が生体に定着し，増殖した結果，宿主になんらかの悪影響をおよぼした場合を**感染**といいます。その結果，症状が表れた場合を**顕性感染**または**発症（発病）**といいますが，定着・感染してもほとんど症状を表さない場合もあります。これを**不顕性感染**または**無症候性感染**といいます。

　感染してから発症するまでの期間が**潜伏期**です。また，微生物が宿主体内に長期間あるいは生涯にわたって生存し続ける状態を**潜伏感染**といいます。潜伏感染していた微生物が，宿主の抵抗力の減弱や，なんらかの刺激を受けて再び活動し症状を起こした場合を**回帰感染**といいます。お年寄りに病気が多いのは，元気な人ならどうってことのない微生物に対しても，抵抗力がなくなってしまうからなのです。**伝染病**という言葉は感染症と同じ意味に使われていますが，他の宿主に感染する場合や，症状の重くなった場合をいうことが多いようです。**流行**という言葉は集団で伝染病が生じた場合をいいます。

memo

「疱瘡（ほうそう）は美面（みめ）定め　はしかは命定め」

「江戸の疱瘡　重きが上の墨衣」（疱瘡＝痘瘡＝天然痘，あらゆる治療の甲斐なく，最後は僧衣を着て巡礼するという哀れな末路の表現）
という川柳にもあるように，昔から感染症は我々をおびやかしてきました。

図２.１　感染の推移

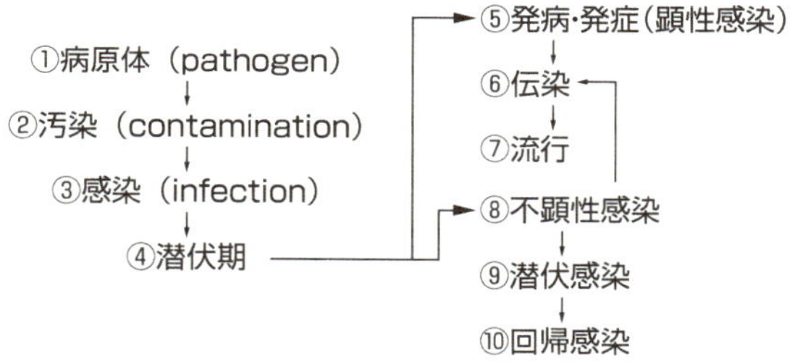

```
①病原体（pathogen）
      ↓
②汚染（contamination）
      ↓                    ┌→⑤発病・発症（顕性感染）
③感染（infection）          │  ⑥伝染 ←┐
      ↓                    │  ⑦流行  │
④潜伏期 ───────────────────┤                
                           └→⑧不顕性感染
                              ⑨潜伏感染
                              ⑩回帰感染
```

表２.１　感染用語解説

①日和見（ひよりみ）感染
健康な宿主には病原性を示さない微生物（平素無害微生物）が，抵抗力が著しく減弱した宿主（免疫力低下や菌交代症などによる，易感染性宿主：compromised host とよぶ）には病原性を発揮し感染症を起こすことがある。

②内因感染（異所性感染）
ふだん生息している微生物（平素無害微生物）がなんらかの原因で異なる部位に侵入した場合，病原性を発揮し感染症を起こすことがある。たとえば，腸管内の大腸菌が尿路に侵入した場合，尿道炎や膀胱炎を起こすことがある。

③菌交代症
抗生物質の大量連続投与や中途半端な投与により正常細菌叢が変化をきたし，薬に効かない微生物やその他の微生物が優位となった場合をいう。

④院内感染
病院内で日和見感染などを起こした場合をいう。入院患者は抵抗力が弱っていることが多いため，感染症になると重篤になりやすい。MRSA，VRE（Stage59参照）などが問題になっている。

⑤混合感染
同時に異なる微生物が感染する場合をいう。

⑥二次感染
はじめに感染した微生物とは異なる微生物が感染した場合をいう。たとえば，インフルエンザウイルス感染後のインフルエンザ菌の感染など。また，同じ微生物が１人のヒトから他のヒトに感染を起こす場合もいう。

※インフルエンザ菌：最初はインフルエンザの原因菌と考えられていたため，その名が残っています。本来は日和見的な菌です。

POINT 13

◆微生物が宿主に入りこめば「汚染」，悪影響をおよぼせば「感染」。
◆感染して症状が表れれば「顕性感染」，表れなければ「不顕性感染」。

Chapter 2　感染症の世界

Stage 14　感染成立の要因

スーパーバク・殺人微生物との仁義なき戦い

　感染が成立するためには，感染源（伝染源），感染経路（侵入門戸）および宿主の条件（感受性）の3要因がかかわります。

感染源（伝染源）：病原体側の要因

　病原体を保有する患者や**保菌者（キャリアともいう）**が感染源となります。保菌者には発病している患者はもちろんですが，症状のでていない**健康保菌者**も感染源になることがあります（たとえば，赤痢，B型肝炎，ポリオ，腸チフスなど）。潜伏期保菌者，不顕性感染保菌者，無症候性保菌者，病後（回復後）保菌者なども感染源となります。

　微生物の病原性の強弱，すなわち微生物1個がもつ病原性の強さを**ビルレンス**といいます。ビルレンスが強ければ，少量でも病原性を発揮することになります。したがって，微生物の病原性の総和は〔ビルレンス×菌量〕で表されます。ビルレンスを左右する因子を**ビルレンスファクター**といいます。これには，**定着因子**，**侵入性因子**，**毒素産生性因子**などがあります。

1）定着因子（臓器親和性）

　特定の組織に定着するための因子のことです。細菌では，**線毛**や**粘液層**などが関与します。特に，消化管や尿路における異物の物理的排除に対して拮抗します。それぞれの微生物には，好んで定着し増殖する組織や臓器があります。

2）侵入性因子（侵襲性）

　定着した微生物が組織や細胞内に侵入する因子です。たとえば，莢膜は**抗食菌因子**ともいわれ，食細胞の食作用に拮抗します。また，細菌によってはタンパク質分解酵素，DNA分解酵素，ヒアルロニダーゼ（組織細胞の間に隙間をつくる）などの菌体外酵素を産生するものもあります。

3）毒素産生性因子

　a）外毒素　菌体外に分泌される**毒素**で，タンパク質からなり，菌種に

よりさまざまな作用を示します。破傷風菌，ボツリヌス菌，ガス壊疽菌，ジフテリア菌などは毒性の強い外毒素を産生します。

b)**内毒素** 内毒素はグラム陰性の**細胞壁に存在するリポ多糖体**です。細菌が死滅破壊した時に遊離します。菌種によらず，発熱やエンドトキシンショック，播種性血管内凝固症候群などを起こします。

●微生物と宿主の相互関係

　ヒトの感染防御能＜微生物の病原性 → 顕性感染
　ヒトの感染防御能＞微生物の病原性 → 不顕性感染

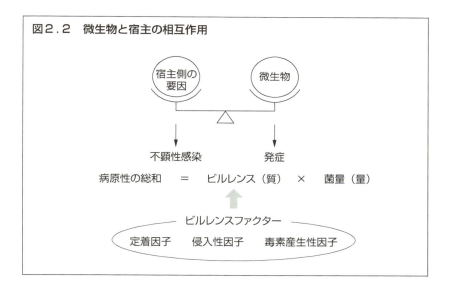

図2.2　微生物と宿主の相互作用

病原性と感染性

memo　病原性とは，ある微生物がある動物に感染して疾病を起こす能力のことをいいます。一方，感染性とは，ある微生物がある動物の体内で増殖できる能力をいいます。感染性が強くても病気にならなければ，それは病原性が弱いということになります。病気になるかどうかは病原性と宿主のバランスにより左右されます。

POINT 14

◆感染が成立するための病原体の因子として，定着因子（臓器親和性），侵入性（侵襲性），毒素産生能（外毒素・内毒素）があります。

Chapter 2　感染症の世界

Stage 15　感染経路，侵入門戸

ヒトのからだはスキだらけ？

　微生物の種類により，ある程度は感染経路や症状が決まっています。感染経路は**水平感染**と**垂直感染**に分けられます。水平感染には，接触感染，経口感染，空気感染，媒介動物による感染などがあります。一方，垂直感染は母親から胎児あるいは乳幼児に感染するもので，経卵感染，胎盤感染，産道感染，母乳感染があります（図2.3, 表2.2）。

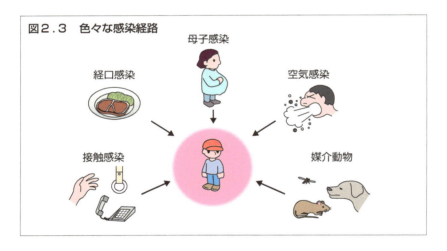

図2.3　色々な感染経路

POINT 15

◆感染経路には，接触，経口，空気，媒介動物による水平感染のほか，垂直感染（経卵，胎盤，産道，母乳）があります。

表2.2 感染経路

	伝播様式		感染経路	疾患名
水平感染	①接触感染	直接接触	性行為, 接吻	性病, 性行為感染 (STD)
		間接接触 (ヒト・動物 → 媒介物 → ヒト)	器具（医療器具） ハンカチ, タオル, 衣類 血液（輸血）, 人工移植 土壌	B型肝炎 トラコーマ HIV, C型肝炎 破傷風
		動物接触 (動物 → ヒト)	イヌ ネコ ウサギ ネズミ トリ ブタ	狂犬病（咬傷）, ワイル病 トキソプラズマ 野兎病 ペスト, 鼠咬症, ワイル病 オウム病 日本脳炎, トキソプラズマ
	②空気感染	飛沫感染	くしゃみ, 咳	水痘, 風疹, 百日咳など 呼吸器感染, インフル, 風邪, 麻疹
		塵埃感染	床, 衣類, 寝具 　→ 塵埃（ほこり） 　→ 空気 → 吸入	ジフテリア, 溶連菌, 結核菌, 芽胞菌
	③経口感染	水系感染 飲食物 糞・口感染 口・口感染	水道水, 井戸水 河川, プール 野菜, 獣肉, 魚肉 牛乳, 卵, 加工食品 調理人 → 指の汚染 ハエ, ゴキブリ → 食品 糞便 → 手など → 口 唾液など	消化器感染, 食中毒, 伝染性下痢症, 赤痢, コレラ, A型肝炎 クリプトスポリジウム, トキソプラズマ, アニサキス（寄生虫）
	④媒介動物 (vector)	節足動物の 咬傷, 刺傷, 脱糞付着	カ ノミ シラミ ダニ	日本脳炎, 黄熱, フィラリア, マラリア ペスト, 発疹熱 発疹チフス ツツガムシ病, Q熱, 野兎病
垂直感染	①経卵感染		遺伝子レベル	レトロウイルス
	②胎盤感染		胎盤	梅毒, 風疹, トキソプラズマ
	③産道感染		血液	B型肝炎, サイトメガロウイルス感染症
	④母乳感染		母乳	成人T細胞白血病

Chapter 2　感染症の世界

Stage 16　宿主側の要因（生体防御能）
味方にすると頼もしい仲間たち

感染が成立するための宿主側の因子

1) 感受性（先天性抵抗力）

宿主が病原体の侵入，定着，増殖をどれだけ受け入れることができるか，という性質をいいます。種族（動物も）や民族の違い，**素因**（先天的素質），性別，年齢，生理的条件（栄養，ホルモン，ストレス，疲労，アルコール，タバコ），環境条件（暑い，寒い）などが関与します。たとえば，ポリオウイルスはヒトやサルには感染しますが，マウスには感染しません。

2) 非特異的防御能

a) **物理的化学的バリアー**　身体外部（皮膚，粘膜），涙・唾液・鼻汁中の粘液分泌（**リゾチーム**という抗菌物質が分泌），気道の粘液と線毛運動，胃酸，胆汁，消化酵素，腸の蠕動，排尿などによって微生物の侵入を防いで排除します。リゾチームの他に，**補体**や**インターフェロン**なども働きます。

b) **食(菌)作用**　侵入してきた微生物は，食細胞，すなわち**好中球**，**単球**，**マクロファージ**などの白血球に取り込まれて殺菌されます（リソソーム酵素による）。血液中の抗体や補体の協力により食作用は促進されます（**オプソニン効果**）。炎症や発熱は，これらの細胞が活性化されたり，インターロイキンなどの免疫物質が産生されるため，微生物が障害された結果起こる現象です。

c) **正常(常在)細菌叢**　ヒトの皮膚や粘膜表面には多種多様の微生物が存在します。新たに侵入してきた微生物の定着を阻害する役割を担っています。（図2.4）

3) 特異的防御能（免疫）

自然免疫（先天性免疫）も働きますが，多くは**獲得免疫**（後天性免疫）などが関与します。

ヒトの体にはこんなに微生物がいる！

皮膚には $10^3 \sim 10^4$ 個/cm^2 の菌が付着しているといわれています（食事前はよく手を洗いましょうね）。口の中、特に歯垢には嫌気性菌や齲歯の原因となるミュータンス菌（レンサ球菌の一部）がいますので、食事のあとやデートの前（？）は必ず歯を磨きましょう。胃の中は、通常無菌的といわれますが、団塊世代より上の年代の人には6～8割の率でピロリ菌が生息しているといわれています。小大腸ともなると $10^{10} \sim 10^{11}$/g、つまり、ウンチ1gに100億個以上の微生物がいます。多くはバクテロイデスなどの嫌気性細菌ですが、大腸菌も億の単位（$10^5 \sim 10^8$/g）がいます。母乳児のお腹では大部分がビフィズス菌といわれているので、母乳で育っている赤ちゃんほどおなかが丈夫なわけです。膀胱の中は無菌的ですが、尿道を通る間に汚染して、外にでたおしっこにはだいたい 10^4 個/ml くらいは微生物がいるようです。女性の膣にも菌が常在し、自浄作用（酸産生）により外界からの侵入微生物を排除しています。いずれにしても、われわれは微生物と共存しているわけで、分身（？）と思って大切にしなければなりませんね。

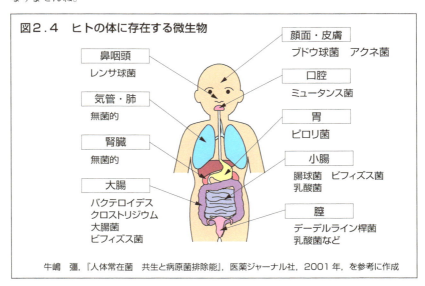

図2.4 ヒトの体に存在する微生物

牛嶋 彊、『人体常在菌 共生と病原菌排除能』、医薬ジャーナル社、2001年、を参考に作成

POINT 16

◆宿主側の要因として、感受性（素因、先天性抵抗力）、皮膚・粘膜バリアー、食作用、正常細菌叢など自然に備わったものと、獲得免疫が関与します。

Chapter 2　感染症の世界

Stage 17　感染予防対策

どこからでもかかってこい

　感染症を予防するためには，感染源（の発見），感染経路（の遮断），感受性（対策）のいずれかに有効な対策をすることが必要です。

感染源，感染経路対策と関係法規

　感染症は早期発見が重要です。発見した場合，ただちに届出，隔離，学級閉鎖などの処置を行い，消毒，滅菌，昆虫・ネズミの駆除等を施すことが必要です。そのために「感染症の予防及び感染症の患者に対する医療に関する法律」（**感染症法**）をはじめ（表2.3），種々の法令が定められています。その他，学校保健安全法による**学校伝染病**や各種の法律が制定されています。**結核・感染症発生動向調査事業**などもあります（次 Stage 参照）。

　一方，対外的には，**検疫法**が制定され，検疫所において，検疫伝染病（コレラ，ペスト，黄熱の3種）に感染症法の1類を追加したものを対象として輸入貨物やヒトの検査（検疫）が実施されています。国際化に伴い，**国際伝染病**（ラッサ熱，エボラ出血熱など）や**輸入伝染病**などに対する監視も行われるようになってきました。

memo
　昔から多くの感染症がありました。では，江戸時代に使われていた次の疾患名は，現代では何の病気のことでしょうか？
①黴瘡（ばいそう）＝唐瘡（とうがさ）　②コロリ　③もがさ　④おこり病　⑤風邪（ふうじゃ）　⑥赤もがさ

（答：①梅毒　②コレラ　③天然痘　④マラリア　⑤かぜ　⑥麻疹（はしか））

POINT 17

◆感染症は第1類〜5類に分けられ，特に1類には恐い感染症が含まれます。さて，以下の語呂は何類でしょうか？　①南米でえらいペットはクマ！　②じさぼけしたまずい2型のトリ　③パチンコで大出血セール

表2.3 感染症法の対象疾患（2020年5月現在）

1類感染症
  エボラ出血熱，クリミア・コンゴ出血熱，ペスト，マールブルグ病，ラッサ熱，痘瘡，南米出血熱

2類感染症
  急性灰白髄炎（ポリオ），重症急性呼吸器症候群（SARS），ジフテリア，結核，鳥インフルエンザ（H5N1），中東呼吸器症候群（MERS），鳥インフルエンザ（H7N9）

3類感染症
  腸管出血性大腸菌感染症，コレラ，細菌性赤痢，腸チフス，パラチフス

4類感染症
  ウエストナイル熱／脳炎，エキノコックス症，黄熱，オウム病，回帰熱，Q熱，狂犬病，コクシジオイデス症，腎症候性出血熱，炭疽，つつが虫病，デング熱，日本紅斑熱，日本脳炎，発疹チフス，ハンタウイルス肺症候群，Bウイルス病，ブルセラ症，マラリア，ライム病，レジオネラ症，A型肝炎，E型肝炎，サル痘，ニパウイルス感染症，野兎病，リッサウイルス感染症，レプトスピラ症，ボツリヌス症（乳児ボツリヌス症から変更），鳥インフルエンザ（H5N1およびH7N9を除く），重症熱性血小板減少症候群（SFTS），リストバレー熱，ロッキー山紅斑熱など44疾患

5類感染症
  全数把握疾患
    アメーバ赤痢，クリプトスポリジウム症，クロイツフェルト・ヤコブ病，劇症型溶血性レンサ球菌感染症，後天性免疫不全症候群，ジアルジア症，髄膜炎菌性髄膜炎，先天性風疹症候群，梅毒，破傷風，バンコマイシン耐性腸球菌感染症，急性ウイルス肝炎（A型及びE型を除く），急性脳炎（ウエストナイル脳炎，日本脳炎などを除く），バンコマイシン耐性黄色ブドウ球菌感染症，風疹，麻疹，侵襲性インフルエンザ菌感染症，侵襲性肺炎球菌感染症，百日咳などの24疾患
  定点把握疾患
    インフルエンザ定点：インフルエンザ（高病原性鳥インフルエンザおよび新型インフルエンザを除く）
    小児科定点（週単位で報告）：咽頭結膜熱，A群溶血性レンサ球菌咽頭炎，感染性胃腸炎，水痘，手足口病，伝染性紅斑，突発性発疹，ヘルパンギーナ，流行性耳下腺炎，RSウイルス感染症の10疾患
    眼下定点：急性出血性結膜炎，流行性角結膜炎の2疾患
    性感染定点：性器クラミディア感染症，性器ヘルペスウイルス感染症，淋菌感染症，尖圭コンジローマ（尖形コンジロームから変更）の4疾患
    基幹定点：クラミジア肺炎（オウム病を除く），細菌性髄膜炎，マイコプラズマ肺炎，無菌性髄膜炎，ペニシリン耐性肺炎球菌感染症，メチシリン耐性黄色ブドウ球菌感染症，薬剤耐性緑膿菌感染症，感染性胃腸炎（ロタウイルス）の8疾患

新型インフルエンザウイルス感染症
  現在，該当なし（以前，豚インフルエンザH1N1亜型が該当した）

指定感染症
  2020年3月，新型コロナウイルス感染症（COVID-19）が指定された。

Chapter 2　感染症の世界

Stage 18　関係法規

あれやこれらの予防大作戦

　その他の関係法規を以下にあげます。学校保健安全法による学校感染症（第1～3種からなる）や感染症発生動向調査事業などがあります。

1）狂犬病予防法 → 改正（H11）

　狂犬病の予防のため，イヌかネコへの予防接種が飼い主に義務づけられています。また，イヌの他にネコ，アライグマなども輸入検疫の対象とされています。

2）食品衛生法による食中毒

　医師はただちに（～24時間以内）保健所長に届け出なければなりません。

3）学校保健安全法による学校感染症

　医師から学校長に，生徒が感染症にかかっているとの届け出があった場合，校長は出席停止を命ずることができます。感染症の種類により，第1種，第2種，第3種に分けられています（表2.4）。

4）感染症発生動向調査事業

　国立感染症研究所では，全国の医療機関などから患者情報と病原体情報を収集することにより，実態を速やかに正確につかみ，情報を週1回地元に還元する体制を整えています。主なものを表2.5に示します。

5）検疫法

　検疫所は，感染症が海外から侵入するのを防ぐために，主要な海港，空港においてヒトや動物に対して検査業務を行っています（Stage17参照）。

表2.4 学校保健安全法による学校感染症と出席停止基準

種別	基準	疾患	出席停止期間
第1種	感染症法の第1類，2類に相当（表2.3参照）　治療するまで （注）新型インフルエンザ感染症は第1種とみなす		
第2種	症状の経過にそって出席停止基準を定める	咽頭結膜熱	症状消退後2日まで
		百日咳	特有の咳が消失するまで
		麻疹	解熱後3日経過まで
		風疹	発疹が消失するまで
		インフルエンザ	解熱後2日まで
		水痘	すべての発疹が痂皮化するまで
		流行性耳下腺炎	耳下腺の腫脹が消失するまで
		結核	主要症状が完全に消失するまで
		髄膜炎菌性髄膜炎	感染のおそれがないと認めるまで
第3種	原則として完全治癒するまで出席停止	流行性角結膜炎，急性出血性結膜炎，その他 ＊腸管出血性大腸菌感染症，コレラ，細菌性赤痢，腸チフス，パラチフスはこの中に入れられた	

〈第2種感染症の覚え方〉

の ど の **咳**, **は し** から **風** が **フ ル** 回 転
　咽頭結膜炎　　百日咳　　麻疹　　　　風疹　　インフルエンザ

水 も し た た る **お 多 福** さん, **結 果** 的
　水痘　　　　　　　　　流行性耳下腺炎　　　結核

に 学 校 も 行 け ず

表2.5 感染症発生動向調査事業（主な対象疾患）

結核	風疹	水痘	流行性耳下腺炎
溶連菌感染症	異型肺炎	髄膜炎	乳児嘔吐下痢症
手足口病	伝染性紅斑	突発性発疹	ヘルパンギーナ
流行性角結膜炎	脳脊髄膜炎	麻疹様疾患	インフルエンザ様疾患
ウイルス性肝炎	MCLS（川崎病）	淋病様疾患	クラミディア感染症
陰部ヘルペス	尖圭コンジローム	トリコモナス	急性出血性結膜炎など
百日咳様疾患	感染性下痢症	咽頭結膜炎	

POINT 18

いんとう・インフル2日まで　　百日かけて咳がとまるまで
はしかの熱は3日はしかと違う　お多福さんはスマートになるまで
ふしんなホシ（発疹）は消えるまで　水があってもひからびるまで
＊それぞれ表2.4を参照してください。

Chapter 2　感染症の世界

Stage 19　予防接種
ご両親！敵からわが子を守ってください

　個人の健康状態，非特異的抵抗力の増進を行うことが大切です。また，予防接種による特異的抵抗力の増進も重要で，このための予防接種法が制定され，ワクチンの種類，対象，時期（図2.5），方法，禁忌などが規定されています。

　平成6年より，従来の義務接種は**勧奨接種**に改正され，「**受けなければならない**」から「**受けるように努めなければならない**」とされました。これにより，義務としての予防接種は，緊急時を除き事実上なくなりました。実施主体は市町村で，すべて**定期接種**ですが，任意接種として医療機関でも医療行為として行うことができます。風疹は中学生女子に行われていましたが，幼児男女が対象と改められました。痘瘡（天然痘），コレラ，ワイル病は予防接種法の対象疾患から削除されています。予防接種法による定期接種には，図2.5に示したものがありますが，インフルエンザおよび肺炎球菌は，特に65歳以上の人を対象として実用化されました。また，定期接種のほかに，予防接種法対象外で接種可能なもの（任意接種）として，流行性耳下腺炎，B型肝炎（母子感染予防の一環として），A型肝炎，狂犬病，黄熱に加えて，破傷風トキソイド，ジフテリアトキソイド（成人用），髄膜炎菌に対するワクチンも実用化されています。

> **memo**　ワクチンとは？　抗生物質との違いは？
> 　一度麻疹にかかると二度とかからないといわれます。これは，麻疹ウイルスが自然感染することにより，体の中で免疫（抗体など）ができたからです。積極的（能動的）に体内に免疫をつくらせようとするのがワクチンです。自然感染する毒性の強いものを接種すると本当に病気になってしまうので，実際は，免疫はつくるが病気を起こさないように，弱毒化したものや不活化したものをワクチンとして接種します。したがって，ワクチンは**病気の予防**に用いられます。一方，抗生物質は微生物（多くは細菌）を殺す化学物質のことをいい，**治療に用いる**のが普通です。

Stage19 予防接種

図2.5 定期予防接種時期（平成28年10月1日以降）

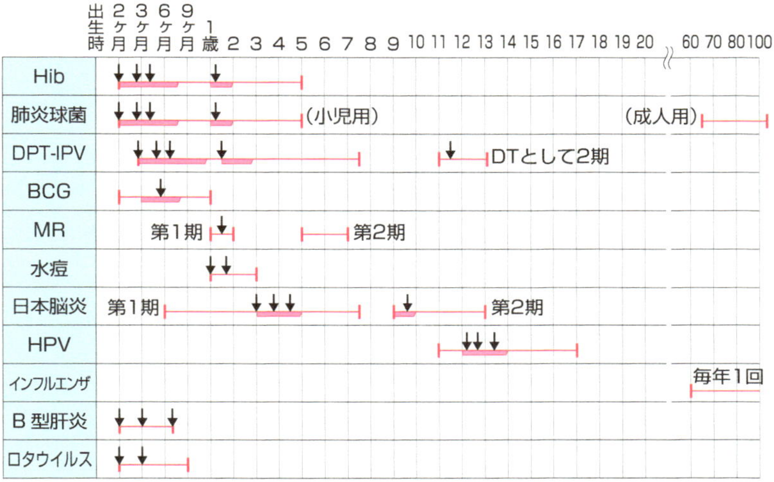

	出生時	2ヶ月	3ヶ月	6ヶ月	9ヶ月	1歳	2	3	4	5	6	7	8	9	10	11	12	13	14	15	16	17	18	19	20	60	70	80	100
Hib		↓↓↓			↓																								
肺炎球菌		↓↓↓			↓		（小児用）																			（成人用）			
DPT-IPV		↓↓↓			↓							↓		DTとして2期															
BCG				↓																									
MR						第1期↓				第2期																			
水痘						↓↓																							
日本脳炎	第1期							↓↓↓				↓		第2期															
HPV															↓↓↓														
インフルエンザ																									毎年1回				
B型肝炎		↓↓↓																											
ロタウイルス		↓↓																											

Hib：b型インフルエンザ菌（ヒブワクチン），DPT-IPV：ジフテリア・百日咳・破傷風・ポリオ（不活化）の4種混合
MR：麻疹・風疹混合，HPV：ヒトパピローマウイルス（子宮頸癌ワクチン）
↓適切な接種時期　═══通常接種が行われている年齢　──接種が定められている年齢

POINT 19

は　し　か　ら　か　ぜ　ひ　き　悩　ま　し　く　麻　痺
　麻疹　　　　　風疹　　　　　　日本脳炎　　　ポリオ

し　た　結　果　どっ　ぷ　り　と　ヒッ　プ　に　水　つ　け
　　　結核　　　DPT　　　　Hib　　HPV　　水痘

敗　　　因　　　だ
肺炎球菌　インフルエンザ

Chapter 2　感染症の世界

Stage 20　ワクチンの種類

備えあれば「知るワクチン」

　ワクチンの種類とその比較を表2.6および表2.7に示しています。最近は遺伝子組換え技術を応用したワクチンの開発も進められています。

表2.6　ワクチンの種類

ワクチンの種類	特徴	定期接種	定期接種の対象外
弱毒生ワクチン	弱毒変異株を使用 長期継代株 温度感受性株	BCG 麻疹, 風疹混合（MR） 注）ポリオは不活化に移行	流行性耳下腺炎, 水痘, 黄熱, ロタ
不活化, 死菌ワクチン	加熱, 化学薬品, 紫外線などにより殺菌, 不活化したもの	ポリオ（DPT-IPVとして）* 百日咳（DPTとして） 日本脳炎 インフルエンザ 肺炎球菌 b型インフルエンザ菌（Hib） ヒトパピローマウイルス（HPV）	A型肝炎 狂犬病 腸チフス パラチフス ペスト コレラ 発疹チフス
トキソイドワクチン	細菌の毒素を化学処理し, 無毒化したもの	破傷風 ジフテリア（DPTとして）	
成分ワクチン	細菌やウイルスの必要な成分だけを抽出	百日咳（DPTとして）	B型肝炎

＊DPT-IPV：破傷風, 百日咳, ジフテリア, ポリオの4種混合

表2.7　ワクチンの比較

弱毒生ワクチン	不活化, 死菌ワクチン
自己増殖能あり	抗原性物質
細胞性免疫（＋）	細胞性免疫（－）
体液性免疫（＋）	体液性免疫（＋）
1回の接種で済む	追加免疫が必要
持続期間が長い	持続期間が短い
副作用がまれにある	副作用は少ない

知るワクチン

　感染症を予防するにはもう1つ大事なことがあります。それは，感染症の現状を知り，原因微生物がどこから感染するのかを知ることです。また，人任せにするのではなく，自ら日常生活のなかで実行しなければなりません。頻繁に「**手洗い**」「**うがい**」をすることは呼吸器系・消化器系感染の予防に必須です。ちょっとしたことで防げるのです（表2.8）。

表2.8　食中毒の予防例（3ない原則）

①菌をつけ**ない**（清潔 → 汚染の防止） 　　手指，爪の間は　石鹸，薬用ハンドソープなどでよく洗う。ブラシで洗う 　　　　　　　　　　手あれ，傷がある場合は手袋で調理 　　食器などは　　　食材ごと（食肉，魚，野菜など）にくり返し洗う 　　　　　　　　　　区別する 　　　　　　　　　　熱湯をかける 　　　　　　　　　　漂白剤（1晩）か煮沸（10分）する
②菌を増やさ**ない**（冷却，スピーディ） 　　生もの，加工食品は早めに食べる（4～7時間以内） 　　室温に放置しない。4℃以下にする。冷凍庫は－18℃以下 　　保存は低温で。ただし，冷蔵庫を過信しない → 細菌は生存する 　　温かいものは急冷して入れる
③菌を生かさ**ない**（殺菌） 　　十分加熱する → 加熱後は早めに摂取
＊知らん顔し**ない**（知るワクチン） 　　知識 → 食中毒や細菌の特徴を理解する ＊発症するかどうかは食生活や健康にもよる？ 　　よくかむ・腹八分（いずれも胃酸で死滅しやすくする），栄養のバランス

3ない原則は筆者が考えた言葉です。普及できたらいいな～あ！

POINT 20

◆ワクチンには弱毒生，不活化，トキソイド，成分ワクチンがあります。3ない原則は「つけない」「増やさない」「生かさない」です。また「知るワクチン」も重要！

Chapter 2　感染症の世界

Stage 21　化学療法

備えあれば常備薬

　微生物を化学物質で死滅（殺菌）させたり発育を阻止（静菌）することにより、感染症を治療することを化学療法といいます。微生物に対して有害ですが、宿主に対して無害な薬剤が望まれます。これを選択毒性（selective toxicity）といいます。化学療法剤としては、①選択毒性がすぐれていること、のほかに、②殺菌効果が強いこと、③耐性菌が出現しにくいこと、④抗菌スペクトルが広いこと、⑤安定であること、⑥血中濃度が長時間維持されること、⑦長時間使用しても副作用が少ないこと、⑧アレルギーを起こしにくいこと、などが望まれます。化学療法剤には、微生物の種類に従い、抗菌（細菌）剤、抗真菌剤、抗原虫剤および抗ウイルス剤などがあります。また、抗がん剤もその中に入れることがあります。なお、抗生物質というのは真菌や放線菌が産生するものをいうことが多いようです。

抗菌剤

　抗菌剤は細胞壁、細胞膜、細胞質、核（核酸）、リボソームなどに作用して、その合成あるいは機能を阻害することにより殺菌的あるいは静菌的作用をもちます。薬剤の作用点（機序）から抗菌剤を分類すると表2.9のようになります。

1）細胞壁合成阻害

　細菌が増殖するときに細胞壁の構成成分のペプチドグリカンが合成されますが、この合成を阻害して細胞壁を消失させ、細菌を溶菌・殺菌します。βラクタム系（ペニシリン系、セフェム系、モノバクタム系、カルバペニム系）、βラクタマーゼ阻害剤、ホスホマイシンなどの抗菌剤があります。

2）細胞膜機能阻害

　細胞膜は細菌の生命維持に必要な物質の透過性に関与しています。この細胞膜に作用し選択的に透過性を変えることにより、細胞内成分が放出さ

表2.9 主な抗菌剤

阻害対象	分類	抗菌剤
細胞壁	βラクタム系　ペニシリン系　　天然型	ペニシリン，ベンジルペニシリン
	広域型	アンピシリン，アモキシシリン，ピペラシジン，スルペニシリン
	ペニシリナーゼ抵抗性	メチシリン，ジクロキサシリン
	セフェム系（セファロスポリン類，セファマイシン類）　　第一世代	セファゾリン，セファロリジン，セファクロール
	第二世代	セフォチアム，セフォキシチン，セフメタゾール
	第三世代	セフォタキシム，セフォペラゾン，セフジニル
	第四世代	セフェピム，セフピロム，セフォゾプラン
	βラクタマーゼ阻害剤	スルバクタム，クラブラン酸
	カルバペネム系	イミペネム，メロペネム
	モノバクタム系	アズトレオナム，カルモナム
	その他	サイクロセリン，ホスホマイシン，バンコマイシン，バシトラシン
細胞膜	環状ポリペプチド系	コリスチン，ポリミキシンB
タンパク合成	アミノグリコシド系	ストレプトマイシン，カナマイシン，アミカシン，ゲンタマイシン，フラジオマイシン
	テトラサイクリン系	クロルテトラサイクリン，ミノサイクリン
	マクロライド系	エリスロマイシン，クラリスロマイシン
	クロラムフェニコール系	クロラムフェニコール
	リンコマイシン系	リンコマイシン，クリンダマイシン，ジョサマイシン
核酸合成	RNA合成阻害	リファンピシン
	DNA合成阻害	ナリジクス酸
	フルオロキノロン系	オフロキサシン，ガチフロキサシン
葉酸合成	サルファ剤	スルファメトキサゾール
	その他	トリメトプリム（→ST剤＝サルファ剤との合剤），パラアミノサルチル酸（PAS）
その他の合成剤	抗結核剤	イソニアシド，エタンブトール，ピラジナミド

れ細菌は死滅します。ポリペプチド系，ポリエン系などがあります。

3)タンパク合成阻害

細菌のタンパク合成を阻止し，細菌の生育を抑制します。70S系リボソ

ームに作用することで選択毒性（ヒトのタンパク合成は 80S リボソーム）を示すとされます。アミノグリコシド系，テトラサイクリン系，マクロライド系，リンコマイシン系，クロラムフェニコール系などがあります。

4）核酸合成阻害

細菌の RNA や DNA の合成を阻害することにより遺伝情報の発現が阻止されタンパク合成が停止します。RNA 阻害剤としてリファンピシン，DNA 阻害剤としてニューキノロン系などがあります。

5）葉酸合成阻害

細菌の代謝に必須である葉酸の構成成分のパラアミノ安息香酸と化学構造が似ているため，これと競合して葉酸の生合成を阻害します。薬剤が無くなると正常の機能に戻るので静菌的作用とされています。サルファ剤などがあります。

POINT 21

◆選択毒性：微生物に有害，ヒトには無害。
◆薬は，細菌の細胞壁合成，細胞膜機能，タンパク合成，核酸合成，葉酸合成などを阻害することにより抗菌作用を示します。

Stage 22 薬剤感受性試験

薬による選択的自衛権

　患者の治療に対して最も効果的な薬剤を使う必要があります。そのために，感染源となった微生物を分離して薬剤に対する感受性を調べることを**薬剤感受性試験**といいます。細菌の増殖を阻止しうる最小の薬剤濃度を**最小阻止濃度**（minimum inhibitory concentration：MIC）といい，効果の指標としています。この値が小さいほど感受性が高いことになります。MICを評価するため，液体培地を用いた薬剤感受性試験があります。種々の抗菌剤を加えた培地にサンプルを接種して培養します。その結果，発育を阻止する最も低い濃度がMICとなります。また，平板培地の全体にサンプルを接種したあと，培地表面にいくつかの薬剤を一定濃度にしみ込ませた丸い濾紙（ディスク）を置き培養します。濾紙を置いた周りに菌が発育するかどうかをみて（発育阻止円の大きさを見て），どの薬剤が有効かを判断します（図2.6）。

図2.6　薬剤感受性試験

（問）培地全体に発育した細菌に対してディスクA～Iのどの薬剤が効いている（感受性がある）でしょうか？　順に答えなさい。また，効果のない（耐性の）薬はどれでしょうか？

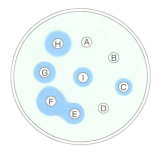

（答）発育阻止円が大きいほど効いていることになる。よって，
感受性：F＞H＞E＝G＞I＞C
耐性：A, B, D

Chapter 2　感染症の世界

薬剤耐性菌の出現（菌交代症）

　細菌は，突然変異や薬剤耐性プラスミド（Stage08参照）の伝達によって耐性を獲得することにより，①薬剤を分解する酵素を産生するようになったり，②薬剤が細胞中に浸透しにくくなったり，③レセプターの結合性が低下したり，④代謝経路が変化して薬剤の作用が無視されたりするため，薬剤耐性菌が出現するようになります。その結果，正常細菌叢が変化して薬が効かなくなる菌交代症が起こるのです。また，副作用としてアレルギー，臓器毒性，ビタミン欠乏症などを起こすこともあります。

有効な抗菌剤の選択

　主な細菌に対する有効な抗菌剤を表2.10に示します。菌によってある程度薬剤が決まっていますが，耐性菌が存在する菌については，特に薬剤感受性試験が重要で，その成績に基づいて薬剤を決定する必要があります。

表2.10　主な細菌の有効薬剤と耐性菌

グラム	形態	細菌	有効な抗菌剤	耐性株の出現
陽性	球菌	黄色ブドウ球菌	フルオロキノロン系	メチシリン耐性（MRSA）バンコマイシン耐性（VRSA）
		化膿レンサ球菌	ペニシリン，アンピシリン	
		肺炎球菌	フルオロキノロン系	ペニシリン耐性（PRSP）
		腸球菌	セフェム系（4世代）	バンコマイシン耐性（VRE）
	桿菌	炭疽菌	ペニシリン，フルオロキノロン系	
		破傷風菌	ペニシリン，アンピシリン	
		ウェルシュ菌	ペニシリン，アンピシリン	
		ディフィシル菌	バンコマイシン，フルオロキノロン系	
		リステリア菌	ペニシリン，アンピシリン	
		ジフテリア菌	マクロライド系	
		結核菌	イソニアシド，リファンピシン，ストレプトマイシン，エタンブトール，プラジナミドなど3〜4剤併用	イソニアシド耐性，リファンピシン耐性
陰性	球菌	淋菌	セフェム系（2世代以上）	ペニシリン耐性
		髄膜炎菌	ペニシリン，アンピシリン	
		カタール球菌	βラクタマーゼ阻害剤配合＋ペニシリン	
		アシネトバクター	フルオロキノロン系	多剤耐性（MDRA）

Stage22 薬剤感受性試験

桿菌	緑膿菌	セフェム系（4世代），ゲンタマイシン，ピペラジン	メタロβラクタマーゼ産生（MDRP）
	百日咳菌	マクロライド系,テトラサイクリン系	
	野兎病菌	ストレプトマイシン，ゲンタマイシン	
	レジオネラ菌	エリスロマイシン＋リファンピシン	
	大腸菌	アンピシリン，セフェム系（2世代以上）	NDM-1，ESBL
	腸管出血性大腸菌	ホスホマイシン，フルオロキノロン系	
	腸チフス菌	クロラムフェニコール	
	サルモネラ（SE菌）	ホスホマイシン，フルオロキノロン系	
	赤痢菌	ホスホマイシン，フルオロキノロン系	
	肺炎桿菌	セフェム系（2世代以上），アミノグリコシド系	NDM-1，ESBL
	セラチア菌	アミノグリコシド系，フルオロキノロン系	ESBL
	プロテウス菌	セフェム系（2世代以上），フルオロキノロン系	ESBL
	エンテロバクター菌	セフェム系（2世代以上），アミノグリコシド系	ESBL
	ペスト菌	アミノグリコシド系，テトラサイクリン系	
	腸炎ビブリオ	テトラサイクリン系	
	コレラ菌	フルオロキノロン系，テトラサイクリン系	
	インフルエンザ菌	マクロライド系，テトラサイクリン系	βラクタマーゼ産生
らせん菌	キャンピロバクター	マクロライド系，ホスホマイシン	
	ピロリ菌	クラリスロマイシン＋アモキシリン	
	梅毒トレポネーマ	ペニシリン，アンピシリン	
	レプトスピラ	ストレプトマイシン，ペニシリン	
	マイコプラズマ リケッチア クラミジア	テトラサイクリン系,マクロライド系	

NDM1：ニューデリーメタロβラクタマーゼ産生
ESBL：基質特異性拡張型βラクタマーゼ産生

POINT 22

◆菌交代症：突然変異や薬剤耐性プラスミドの伝達により耐性を獲得することで起こります。正常細菌叢が変化して薬が効かなくなります。
◆薬剤感受性試験をして治療を行うと効果的です。

Chapter 2 感染症の世界

Stage 23 その他の化学療法剤
微生物いろいろ,薬もいろいろ

　真菌,原虫およびウイルスに対する化学療法剤をそれぞれ表2.11〜2.13に示します。真菌や原虫は真核生物で,人の細胞と類似性があるため,強い副作用が生じる可能性があります。そのため内服や静脈注射が難しく,外用薬として局所に用いられることが多いようです。全身投与の可能な薬剤は限られています。また,ウイルスは宿主細胞内で増殖するため,ウイルスのみに選択的に作用する薬剤の開発は容易でなく,ヘルペスウイルス科やインフルエンザウイルス,ヒト免疫不全などの限られたウイルスのみについて使用されています。

表2.11　主な抗真菌剤

阻害対象	分類	抗真菌剤	投与法	有効な真菌(真菌症)
細胞膜	ポリエン系	アムホテリシンB, ナイスタチン	静注	アスペルギルス, カンジダ, クリプトコッカス
	イミダゾール系	ミコナゾール	静注	カンジダ
		ケトコナゾール	内服	
	トリアゾール系	フルコナゾール	内服, 静注	カンジダ
		イトラコナゾール	内服	
核酸合成	ベンゾフラン系	グリセオフルビン	内服	皮膚真菌症
	ピリミジン系	5-フルオロシトシン	内服	クリプトコッカス, カンジダ

表2.12 主な抗原虫剤

抗原虫剤	有効な原虫
メトロニダゾール チニダゾール	赤痢アメーバ, ランブル鞭毛虫, 膣トリコモナス
スルファメソキサゾール ＋トリメトプリム（ST合剤）	トキソプラズマ, クリプトスポリジウム, カリニ原虫
スルファドキシン ＋ピリメタミン（SP合剤）	マラリア原虫, トキソプラズマ, クリプトスポリジウム, カリニ原虫
クロロキン	マラリア原虫
キニーネ	マラリア原虫
プリマキン	マラリア原虫
ペンタミジン	カリニ原虫, リーシュマニア
ニフルチモックス ベンズニダゾール	トリパノゾーマ

表2.13 主な抗ウイルス剤

阻害対象	抗ウイルス剤	有効なウイルス（感染症）
DNA合成	イオドデオキシウリジン アシクロビル, ビダラビン ガンシクロビル, ホスカルネット	単純ヘルペス(角膜ヘルペス点眼) 単純ヘルペス, 水痘・帯状疱疹 サイトメガロウイルス
RNA合成	リバビリン	RSウイルス, C型肝炎, ラッサ熱, ハンタウイルス, インフルエンザA
逆転写酵素	アジドチミジン, ジデオキシイノシン	ヒト免疫不全ウイルス
プロテアーゼ	サキナビル, 硫酸ヘパリン	ヒト免疫不全ウイルス
ノイラミニダーゼ	オセルタミビル, ザナミビル	インフルエンザA, B
タンパク・糖タンパク合成	ツニカマイシン, インターフェロン	インフルエンザ, ヘルペスウイルス
吸着・侵入	ビスメタン	RSウイルス
侵入・脱殻	アマンタジン ジクロロフラビン	インフルエンザA, B ライノウイルス, ポリオウイルス

POINT 23

◆真菌, 原虫やウイルスに対する薬剤は限られており, 選択的に作用する特効薬の開発も容易ではないようです。

Chapter 2 感染症の世界

Stage 24 物理的滅菌法
完璧にたたかなければゾンビのようにはい上がってくる

　微生物を取り扱う場合は，無菌操作が必要となります。操作する人（手指には細菌がかなり付着しています）や器具から材料や検体に汚染があってはならないからです（もちろん逆も）。そのため，用いる器具や培地などは必ず無菌状態にしておく必要があります。

　通常，多くの微生物は，100℃で30分間加熱することで死滅します。65℃で30分間の加熱で死滅するものもあります。ところが，芽胞をもつ細菌は熱に対する抵抗力が強く，100℃，30分間の加熱でも死滅しません。また，ある種の毒素は熱抵抗性を示すことが知られています。これらの芽胞や毒素を完全に死滅・除去する方法を知っておく必要があります。

表2.14　滅菌と消毒の違い

①殺菌	微生物を物理的あるいは化学的に死滅させることをいう（滅菌＋消毒）。
②滅菌	（微生物にかぎらず）あらゆる生物を完全に死滅させるか，取り除くこと。
③消毒	対象となる微生物を死滅させること。必ずしもすべての微生物を死滅させる必要はなく，感染を生じない状態にすること。
④除菌	微生物を除去すること（すべての微生物を完全に除去する場合は滅菌となる）。
⑤防腐・静菌	微生物の増殖を持続的に抑えること。死滅させるわけではない。

物理的滅菌法

1）火炎滅菌，焼却

　焼却をすると完全滅菌となります。また，無菌操作の中で試験管の口やエーゼをバーナーであぶることで滅菌します。

2）高圧蒸気滅菌（オートクレーブ）

2気圧で121℃，20分処理します。ただしプリオンには，135℃，1時間加熱が必要になります。緩衝液，**細菌培地**，手術用具，ガーゼ，衣料などを滅菌する場合に用います（図2.7）。

3）乾熱滅菌

180℃で60分処理します。**金属類**，**ガラス器具**など耐熱性物品の滅菌に用います（図2.7）。

4）ガス滅菌（エチレンオキシドガス）

プラスチック製品，使い捨て注射器，医療用精密機器などの熱をかけることのできない場合に用います。核酸やタンパク質をアルキル化し，変性することによって滅菌します。

5）放射線滅菌

コバルト60（γ線）を用いて，DNAを損傷することにより滅菌します。使い捨てプラスチック製品などに用いられます。ただし食品には馬鈴薯の発芽防止のみに使用が許可されています。通常40～60℃，湿度40～50％，2～4時間作用させます。

図2.7 物理的滅菌法

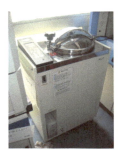
高圧蒸気滅菌器

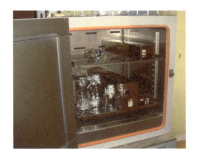
乾熱滅菌器

POINT 24

◆滅菌とは完全に生物を殺すこと。
◆消毒とは対象となる病原微生物のみを殺すこと。芽胞菌などは生存。
◆乾熱滅菌はガラス器具や金属類，オートクレーブは培地や液体などの滅菌によく使われます。

Chapter 2　感染症の世界

Stage 25　物理的消毒法

加熱すれども芽胞は残る

　消毒法は必ずしもすべての微生物を死滅させるわけではありません。

1）煮沸消毒

　100℃で10〜20分処理します。ふきん，タオル，器具，食器類の消毒に用います。ただし，芽胞やある種の毒素（**エンテロトキシン**など）は不活化されないので注意が必要です。

2）紫外線照射

　紫外線は，殺菌灯（低圧水銀灯）として室内や容器の消毒に用いられます。日光照射はこの紫外線の作用を利用しています。効果は直接照射された表面だけにかぎられます。**皮膚炎，結膜炎**を起こすので注意が必要です。

3）細菌ろ過法（液体ろ過法）

　メンブランフィルター（0.22〜0.45μmの細孔）を用いて飲料水，試薬類，血清，培地などの液体をろ過し，細菌を除く方法です（図2.8）。ただし，**ウイルスやマイコプラズマは通過しますので，完全に除くことはできません。**

4）パツリゼーション（低温殺菌）

　65℃で30分処理する方法で，牛乳やワインの殺菌に用いられます。

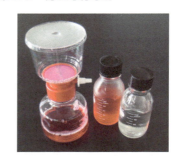

図2.8　物理的消毒法

細菌ろ過器（左）と培養液など（右）

POINT 25

◆物理的消毒法は，煮沸消毒，紫外線照射，細菌ろ過，パツリゼーション。

column ナポレオンの野望を打ち砕いた微生物とは?

「その時から発疹チフスと赤痢がナポレオンの最大の敵になった…ナポレオンのロシア侵攻の際（1812年），戦いで負傷した兵隊の数よりも，もっと多くの兵隊が発疹チフスや赤痢により使いものにならなくなった…」とハンス・ジンサーは「Rats, lice and history」（1935）の中で語っています。戦い半ばにしてすでに8万人以上の兵士が発疹チフスにより戦闘不能となりました。ロシアから逃げ帰った兵士のほとんどが発疹チフスにかかっていたといいます。この悲惨な経験にもかかわらず次の年も50万人もの新たな軍隊を送り込みました。しかし「不可能なことはない」はずのナポレオン軍も発疹チフスの猛威の前に再び惨敗をきし，ロシアを去ったのです…。

ところで，2度目の遠征には，若い部隊を新たに送り込んだといわれています。免疫という概念をもしナポレオンが知っていれば，免疫のできた経験者を数多く送っていた方が有利だと思ったはずなのです…。歴史に「もし」はないらしいのですが，発疹チフスという感染症が「もし」なければ，ヨーロッパの歴史はどうなっていたのでしょうか？

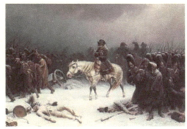

ナポレオンのモスクワからの退却（アドルフ・ノーザン作）

Chapter 2　感染症の世界

Stage 26　化学的殺菌剤
たよりになるサポーターたち

消毒するにもいろいろある

　消毒の目的に用いられる抗菌物質や殺菌剤を消毒剤といいます。各々の消毒薬の特徴を知り，目的に応じて使い分けることが必要となります。

1)フェノール類（芳香族化合物）
　a) クレゾール石鹸液　手指，皮膚，器具（1～3％）などの消毒に用いられます。特に結核病棟で利用されます。
　b) ヒビテン（クロルヘキシジン，グルコン酸クロルヘキシジン）　手指（0.5％），食器・器具（0.05％，煮沸1時間以上）などの消毒に用いられます。また，創傷部位，眼結膜，腟，尿路（0.05％）などに洗浄を兼ねて用いることもできます。

2)界面活性剤
　a) 逆性（陽性）石鹸（塩化ベンザルコニウム，商品名：オスバン）　手指（0.5～3％），手術野の洗浄（1～5％）などに用いられます。ただし，普通石鹸と共用すると効果が半減するので注意が必要です。
　b) 両性活性剤　手指，器具，便所，便器，痰壺など（1～2％）の消毒に利用されます。

3)アルコール類：エチルアルコール（70～90％消毒用アルコール）
　　手指，皮膚の消毒に用います。芽胞をもたない細菌に有効といわれています。

4)アルキル化剤
　a) ホルマリン（ホルムアルデヒドの35％溶液）　衣類，書籍，部屋（1％噴霧），畳（5％おがくず）などの消毒に用います。
　b) グルタルアルデヒド（ステリハイド）　手術器具，麻酔器具，プラスチック，ゴム類などの消毒に用います。ただし生体の消毒には使えません。芽胞菌やB型肝炎にも有効です。

5) ヨウ素

a) **(希) ヨードチンキ** ヨウ素 + ヨウ化カリウム + 70％アルコールを混合したもので、芽胞、結核菌、ウイルスなどにも有効といわれ、皮膚の消毒に用います。これにフェノール、ハッカ、グリセリンを混合したものは刺激が少ないため、咽頭、口腔粘膜（歯根、歯間 → 歯医者）などの消毒に用います。

b) **ポピドンヨード（商品名：イソジン）** ヨウ素（1％）に非イオン界面活性剤を混合したものです。刺激が少なく、創傷面、手術野の消毒やうがい薬として用いられます。

6) 塩素

a) **塩素ガス、さらし粉（クロールカルキ）** 上水道・下水道、井戸水、プール、野菜などの消毒に用いられます。水道水には遊離残留塩素 0.1 mg/L 以上が必要です。

b) **次亜塩素酸ナトリウム（漂白剤）** B型肝炎、芽胞菌、ウイルスに有効です。食器、汚染器具、浴槽、水等には 0.1 ～ 1％濃度で用います。

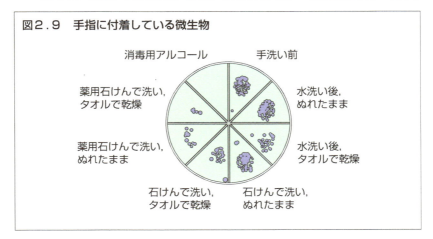

図2.9 手指に付着している微生物

POINT 26

◆日常よく使われる消毒薬として、手指には消毒用アルコールやヒビテンが、粘膜・傷口・手術野にはポピドンヨード（イソジン）が、器具類には両面活性剤、グルタルアルデヒドなどがあります。塩素系は主に水（水道やプール）の消毒に用いられます。

Chapter 2 感染症の世界

Stage 27 食品と微生物

たで食う微生物も好き好き

　わが国の食品衛生法では,「食品衛生とは食品,添加物,器具,および容器包装を対象とする飲食に関する衛生をいう」と定義し,「飲食に起因する衛生上の危害の発生を防止し,公衆衛生向上および増進に寄与する」ことを目的としています。食物を「安心」して食べるためには,「安全」な食品が「安定」的に供給されなければなりません。危害の発生防止を行うためには,その危害の原因となる物質の正体を知る必要があります。ここでは食品衛生の立場から,特に生体に害を及ぼす食品微生物について紹介します。食品に混入しやすい微生物を表 2.15 にあげました。

食品の腐敗

　食品中に微生物が存在し,しかも条件が整うと,微生物の増殖がはじまります。食品は人間や動物が食べるものと定義されますが,実は微生物にとっても都合のよい食べ物になるのです。

　食品の変質(変敗)には,**腐敗**(主にタンパク質,窒素化合物の分解),**発酵**(炭水化物の分解),**酸敗**(脂質や油脂などの酸化)があります(表 2.16)。化学的作用(酵素や酸素)あるいは物理作用(光線,水分,温度の影響の他,pH,浸透圧などが関与する)による場合もあります。発酵は生体にとって有用な役目を果たすこともありますが,腐敗や酸敗は有害に働きます。

　腐敗は微生物がタンパク質や窒素化合物を分解し,悪臭物質,有害物質を産生した場合に起こります。通常,肉類は死後硬直の後に自己消化を起こします。しかし,自己消化をしても腐敗菌の汚染がなければ腐敗は起こりません。塩辛は腐敗が起こる以前に熟成させているのです。屠殺後,肉類をただちに冷蔵保存するのは腐敗を防ぐためです。腐敗生成物として窒素化合物,脂肪酸,炭化水素,メルカプタン,硫化水素,アンモニア,フェノール,アルデヒドなどがあり,いずれも悪臭を放ちます。

Stage27 食品と微生物

表2.15 食品中の微生物

①微生物量
　日常食品の常在平均細菌数…$10^3 \sim 10^5$/g
　　（例）魚類体表面…$10^3 \sim 10^6/\text{cm}^2$　魚類の腸管…$10^5 \sim 10^8$/g
　多くは解体後の取扱いいかんで決まる
　　（例）鶏肉…$10^5 \sim 10^7/\text{cm}^2$
　水道水の基準…100個以下/mL。大腸菌は0個/mL

②微生物の種類
　以下は通常みられる微生物で，条件により病原微生物も汚染する
　　a）細菌：バチルス，クロストリジウム，ミクロコッカス，シュードモナス，プロテウス，乳酸菌類，ビブリオ属，各種の腸内細菌
　　b）真菌：アスペルギルス（コウジカビ），ペニシリウム（青カビ），ムコール（毛カビ），クモノスカビ，カンジダ，サッカロミセスなど

③食品衛生微生物の由来
　a）ミクロフローラ（microflora）やノーマルフローラ（正常細菌叢）に由来
　b）自然環境由来
　　　→ 土壌中微生物，水生細菌，下水細菌，空中落下細菌（Stage39参照）
　c）動物の保有する細菌に由来
　d）ヒトの常在細菌叢（Stage16参照）に由来

表2.16 変質の原因

①微生物の作用による	腐敗，酸敗など
②化学的作用による	酵素や酸素など
③物理的作用による	光線，水分，温度，pH，浸透圧，酸素，栄養分など

図2.10 発酵と腐敗は似ているけれど異なる

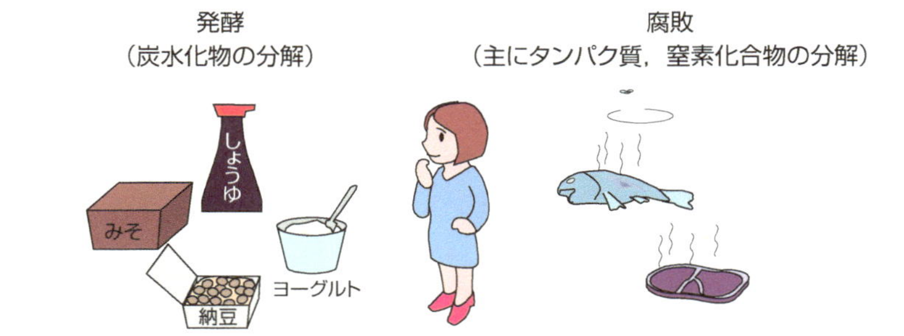

発酵
（炭水化物の分解）

腐敗
（主にタンパク質，窒素化合物の分解）

POINT 27

◆腐敗，発酵，酸敗の区別を！

Chapter 2　感染症の世界

 練習問題

問1　誤っている箇所を訂正せよ。

1) 感染症法において，第1類に入れられている疾患として，痘瘡（天然痘），ウエストナイル病，エボラ出血熱，腸管出血性大腸菌感染症などがある。
2) WHOの統計によると，感染症による死亡は，世界レベルで全死亡の約10分の1を占めるといわれる。
3) 感染症の予防対策の原則は，感染源対策，感染経路対策，感受性対策であり，保菌者の発見は感受性対策に相当する。
4) ビルレンスファクターには，定着因子，侵入性因子，感受性因子などがある。
5) 涙，唾液，鼻汁中にはプロテイナーゼという抗菌物質が分泌される。
6) 検疫の対象となる疾患には，黄熱，ペスト，狂犬病およびコレラが含まれる。
7) 感染症法で第2類に属するものには，急性灰白髄膜炎（ポリオ），ジフテリア，炭疽などがある。
8) 予防接種の普及にもかかわらず，日本脳炎や百日咳患者は近年著しく増加した。
9) 急性灰白髄膜炎（ポリオ）ワクチンは不活化ワクチンであるが，生ワクチンに比べ，免疫持続期間が長い。
10) 結核・感染症発生動向調査事業は，感染症法に基づいて設置され，麻疹様疾患，風疹，エボラ出血熱等が対象となっている。
11) 通常，すべての微生物は100℃で30分間，加熱することで死滅する。65℃で30分間の加熱で死滅するものもある。
12) 消毒とは，あらゆる生物を完全に死滅させるか，取り除くことをいい，滅菌とは，対象となる微生物を死滅させることで，必ずしもすべての微生物を死滅させる必要はない。
13) 防腐・静菌とは，微生物の増殖を持続的に抑えるか死滅させ

ることをいう。

14）高圧蒸気滅菌（オートクレーブ）とは，1気圧，120℃，20分，蒸気中で滅菌することをいい，緩衝液，細菌培地，手術用具，ガーゼ，衣料などを滅菌するときに用いる。

15）乾熱滅菌は，180℃，60分で滅菌することをいい，金属類，ガラス器具，プラスチック製品などの物品に用いる。

16）ガス滅菌（窒素ガス）は，プラスチック製品，使い捨て注射器，医療用精密機器などに用いられる。

17）煮沸消毒は，ふきん，タオル，器具，食器類などに用いられ，芽胞菌やエンテロトキシンなどの毒素なども不活化する。

18）紫外線照射は，260 nm の波長を利用したもので，室内，容器や物品などに対する効果はその内部までおよぶ。

19）細菌ろ過法は，飲料水，試薬類，液体培地などのろ過に利用されるが，血清のろ過には効果がない。

20）パスツリゼーションとは高温殺菌のことをいい，牛乳，ワインなどに利用される。

21）ヒビテン（クロルヘキシジン）や陰性石鹸（塩化ベンザルコニウム：オスバン）は，手指，食器類，創傷部位，眼結膜，医療器具などに用いられる。

22）20〜30％消毒用アルコール（エチルアルコール）は，手指，皮膚の消毒によく用いられ，芽胞をもたない細菌に有効である。

23）グルタルアルデヒドや次亜塩素酸ナトリウムは，芽胞菌やB型肝炎にも有効であり，手術器具，麻酔器具，プラスチック，ゴム類や皮膚など生体にも利用される。

24）ヨウ素系のヨードチンキやポピドンヨード（イソジン）などは，咽頭，口腔粘膜（歯根，歯間），うがい薬，創傷面，手術野などには用いられない。

25）フッ素系のガス，さらし粉（クロールカルキ）は，上水道，下水道，井戸水，プール，野菜などに用いられる。

26）食品の微生物汚染は，土壌中の微生物，水生細菌，下水細菌などによるもので，空中落下細菌などはあまり関係ない。

Chapter 2　感染症の世界

問2　菌交代症により発症するのはどれか。
　　a）腸結核　b）放線菌症　c）偽膜性腸炎　d）キャンピロバクター腸炎　e）クリプトスポリジウム症

問3　感染症法の危険度の比較である。正しいのはどれか。
　　a）ラッサ熱＜狂犬病　b）コレラ＜腸管出血性大腸菌　c）ジフテリア＜エボラ出血熱　d）細菌性赤痢＜ウイルス性肝炎　e）急性灰白髄膜炎（ポリオ）＜マラリア

問4　胎盤感染（胎内感染）を起こすのはどれか。
　　a）梅毒トレポネーマ　b）百日咳菌　c）風疹ウイルス　d）赤痢菌　e）トキソプラズマ　f）インフルエンザウイルス　g）ジフテリア菌　h）A型肝炎ウイルス

問5　産道感染（子宮内感染）をするのはどれか。
　　a）A型肝炎　b）インフルエンザ　c）AIDS　d）サイトメガロウイルス感染症　e）梅毒　f）クラミディア感染症　g）マラリア　h）B型肝炎

問6　空気（経気道）感染するのはどれか。
　　a）水痘　b）AIDS　c）B型肝炎　d）ワイル病　e）風疹

問7　水系感染症はどれか。
　　a）A型肝炎　b）HIV　c）マラリア　d）インフルエンザ　e）肺結核

問8　ヒトからヒトへ感染するのはどれか。
　　a）日本脳炎　b）レプトスピラ症　c）B型肝炎　d）トラコーマ　e）HIV

問9　予防接種法に定める定期接種の対象疾患はどれか。
　　a）日本脳炎　b）破傷風　c）麻疹　d）水痘　e）インフルエンザ

問10　生ワクチンを用いているのはどれか。
　　a）麻疹　b）風疹　c）日本脳炎　d）B型肝炎　e）急性灰白髄膜炎（ポリオ）

問11　学校伝染病の第2種はどれか。
　　a）麻疹　b）風疹　c）腸管出血性大腸菌感染症　d）急性出血性結膜炎（アポロ病）　e）性行為感染症　f）伝染性紅斑（りんご病）　g）咽頭結膜熱（プール熱）　h）急性灰白髄膜炎（ポリオ）

問 12 化学療法に関する文章である。正しいのはどれか。

a) 抗菌剤は細胞壁，細胞膜，細胞質，核酸，葉酸などに作用する。　b) 薬剤として抗菌剤，抗真菌剤，抗原虫剤，抗ウイルス剤，抗がん剤などがある。　c) 微生物に対して有害だが，宿主に対して無害な働きを選択毒性という。　d) 細菌の増殖を阻止しうる最大の薬剤濃度を最大阻止濃度（MIC）という。

問 13 次の組み合わせで正しいのはどれか。

a) アンピシリン：細胞壁合成阻害　b) セフェム系：核酸合成阻害　c) ストレプトマイシン：タンパク質合成阻害　d) エリスロマイシン：葉酸合成阻害　e) テトラサイクリン：タンパク質合成阻害　f) リファンピシン：核酸合成阻害

問 14 抗真菌剤はどれか。

a) アンフォテリシン B　b) グリセオフルビン　c) メトロニダゾール　d) ST 合成剤　e) ペニシリン

解　答

問 1
1) ウエストナイル病は第 4 類，腸管出血性大腸菌感染症は第 3 類。
2) 約 20％といわれている。
3) 保菌者の発見は感染源対策。
4) 感受性因子は宿主側の要因となる。
5) リゾチームである。
6) 狂犬病は強化されているが対象とされているわけではない。
7) 炭疽は第 4 類。
8) 予防接種により激減している。
9) 生ワクチンの方が免疫持続期間は長い。
10) エボラ出血熱は対象ではない。
11) 芽胞菌は 100℃，30 分では死滅しない。
12) 消毒と滅菌が逆。
13) 死滅させるわけではない。
14) 2 気圧。
15) プラスチックは乾熱滅菌に適さない。
16) 窒素ガスではなくエチレンオキシドガス。
17) 芽胞やエンテロトキシンは不活化されない。
18) 効果は物の表面のみ。
19) 血清にも効果がある。
20) 低温殺菌をいう。
21) 塩化ベンザルコニウムなどは陽性（逆性）石鹸。
22) 消毒用アルコールは 70 〜 90％を用いる。
23) 生体には用いられない。
24) 刺激も少なく，よく用いられる。
25) 塩素系である。
26) 空中落下細菌も関係する。

問 2：c　　　問 3：c
問 4：a，c，e　　問 5：c，d，e，f，h
問 6：a，e　　問 7：a
問 8：c，d，e
問 9：a，b，c，e
問 10：a，b（最近，ポリオは不活化ワクチンが使用されている）
問 11：a，b，g
問 12：a，b，c
問 13：a，c，e，f
問 14：a，b

休み時間の単語学習

プラスミド（plasmid） 環状二本鎖 DNA のことで、宿主の細胞内において宿主の染色体 DNA とは独立して存在しながらも、核酸の中に構造遺伝子以外に自己複製の開始信号をもっているため、自己複製能がある。ただし、宿主の生存や増殖には必ずしも必要なものではない。F プラスミド、R プラスミドなどがある。

F プラスミド（F plasmid）, F 因子（F factor）, 伴性遺伝子 F-DNA の第 1 領域には rep（F 因子の自己増殖に必要な遺伝子）、第 2 領域には tra A-G（接合に必要な F 線毛の構造遺伝子）、第 3 領域には IS（DNA の組換えに必要な領域）がある。F 因子をもっている菌を F^+ 菌（雄性菌）、F 因子をもっていない菌を F^- 菌（雌性菌）という。

R プラスミド（R plasmid）, R 因子（R factor）, 薬剤耐性遺伝子 プラスミドを通じて、薬剤耐性が赤痢菌から赤痢菌へ移ることを証明したのがはじまり。宿主の染色体 DNA の 0.1〜6% の大きさに相当する。大きすぎて受容細胞に入らないため、形質転換は起こらない。

バクテリオファージ, ファージ（bacteriophage, phage） 細菌に感染・増殖するウイルスの一群をいう。本体は DNA か RNA をもつ核タンパク質である。ファージの頭部には染色体が存在し、細菌表面に接着すると、尾部から酵素が出て細菌の外膜を壊し、ファージ頭部の DNA が細菌内に注入される。遺伝子の運び屋（ベクター）としての役割をもつ。

テンペレートファージ（temperate phage）, 溶原化ファージ（lysogenic phage） 感染した細菌内で、ファージの核酸が細菌の染色体に組み込まれ（溶原化という）、細菌と同じ速度で分裂するファージをいう（プロファージ）。紫外線などの照射で誘発すると、ファージは染色体から離脱して、毒性ファージのように細菌内で増殖して細胞を破壊し、外部に出て他の細菌に感染するようになる。λ（ラムダ）ファージがよく知られている。

ビルレントファージ（virulent phage） ビルレントは"毒性"という意味をもち、細菌に感染後、自己増殖して細菌を殺し（溶菌し）、次々と他の細菌に感染を続けるファージをいう。T2, T4, T6 など T シリーズのファージがよく知られている。

☐形態学的検査
☐分離培養と同定
☐血清学的検査
☐電気泳動法
☐遺伝子学的検査1・2
☐遺伝子操作
☐微生物とバイオテクノロジー
☐単クローン抗体

Chapter 3
微生物検査の技術

　微生物に起因する健康障害や疾病を未然に防ぎ，健康を維持・増進するためには，その微生物の本体や本質を知ることが重要です。また，起因病原体を迅速かつ正確に同定し，診断を行うことは，治療指針を決定し，二次感染を予防するうえで重要なことです。診断にあまりぐずぐずしていると，助かるはずの患者さんが危険な状態になりかねません。微生物の検査の基本は，1)検体の直接観察，2)病原体の分離・同定，および3)抗体の検出からなりますが，最近は，より迅速・簡便な方法として，検体を直接検査する血清学的あるいは遺伝子学的な方法も開発されています。

Chapter 3　微生物検査の技術

Stage 28　形態学的検査

ミクロの決死圏をのぞいてみよう

　細菌とウイルス検査の大きな違いは，分離培養の方法です。細菌は人工培地でも増殖できますが，ウイルスは生きた細胞の中でしか増殖しません（Stage12 参照）。また，分離された細菌は，その生化学的性状を調べることで判定することができますが，ウイルスの場合は難しいことが多く，通常，免疫学的あるいは遺伝子学的な方法が用いられます。両者はサイズがまったく異なるので形態学的検査にも大きな違いがあります。

　微生物検査の基本的な流れは図 3.1 のとおりです。検体は病原体が存在する可能性の高い部位から採取します。

1）観察方法
　a) **光学顕微鏡**　細菌は倍率 1000～1500 倍（組織などは 10 倍～400 倍）で見ます。
　b) **暗視野顕微鏡**　チンダル現象を利用した方法で，生のまま見ます。
　c) **位相差顕微鏡**　屈折率の位相のずれを利用した方法で，形態，構造がわかりやすいという長所があります。
　d) **蛍光顕微鏡**　蛍光色素を標識して UV ランプで見る方法です。
　e) **電子顕微鏡**　電子線の透過性を利用した方法です。ウイルスや細菌の微細構造などのように非常に小さいものまで見ることができます。

2）染色法　Stage04 参照

3）組織学的検査
　ウイルス感染細胞などを，組織切片や凍結切片などにして見ます。
　a) **蛍光抗体法**　組織中の抗原を色素標識抗体で反応させて見ます。
　b) **酵素抗体法**　色素のかわりに酵素を用いて発色します。
　c) **病理学的検査法**　組織や細胞を染色して，形態学的に病変（封入体や巨細胞）などを見る方法です。

memo　チンダル現象：ほこりに日があたるとキラキラ光って見える，あの散乱光を利用して見る方法です。

組織切片：組織や臓器を数 μm の厚さに切ってスライドグラスなどに貼り付けた標本。
凍結切片：組織や臓器を凍らせて（パーシャルチルドにすると切れやすい）スライスした標本。

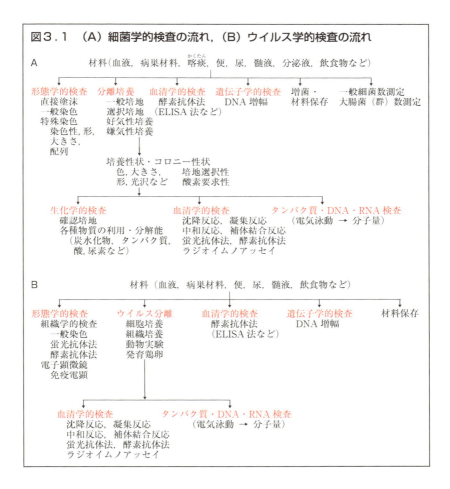

POINT 28

◆微生物検査は，基本的には，1)形態学的検査，2)分離培養，3)生化学的検査，4)血清学的検査，5)遺伝子学的検査の手順にしたがって行います。最近は，すこしでも迅速に診断するため，材料を直接，血清学的あるいは遺伝子学的に検査する技術が開発されています。

Chapter 3　微生物検査の技術

Stage 29　分離培養と同定

わかれて知る本当の真実

　いろいろな菌が含まれている検体から，自分のほしい特定の菌だけを分離し，増殖させることを分離培養といいます。

細菌の分離

　分離培養に用いられる平板寒天培地には，普通寒天培地，血液寒天培地，**選択分離培地**などがあります（表3.1，Stage07参照）。

1）培養方法

　図3.2のような操作で分離培養を行いますが，その際，必ず**好気性培養**と**嫌気性培養**を行います（好気性培養だけを行うと嫌気性菌が増殖できず，誤った判断をしてしまう可能性があるからです）。生化学的特徴を利用し，他の菌の増殖を抑えて特定の菌のみを増殖，分離する方法もあります（選択分離培養）。たとえば，大腸菌は乳糖を分解して乳酸を産生するので，培地に乳糖とpH指示薬を入れておけばコロニーやその周囲が酸性となり，色が変化するわけです。

2）細菌の同定（生物学的・生化学的性状）

　菌のもつ生物学的・生化学的性状を調べることにより，菌を同定することができます。**確認培地**を利用する方法が考案されていますが，最近は20数項目の性状を一度に検査できるキットが市販されています。

　　a）**生物学的性状**　運動能，色素産生能，溶血能などを調べます。
　　b）**生化学的性状**　炭水化物の分解能（乳糖分解能，ブドウ糖分解能，ショ糖分解能など），タンパク質・アミノ酸分解能（インドール産生能，硫化水素産生能，ゼラチン液化など），尿素分解能，クエン酸利用，硝酸塩還元，オキシダーゼなどを調べます。

表3.1 主な細菌用培地

分離培地 (含まれるすべての細菌が発育・分離できるようにつくられた培地)	普通寒天培地（一般細菌の分離や増殖に利用）
	血液寒天培地：普通寒天培地＋血液（ヒト，ウマ，ヒツジなど）
	チョコレート寒天培地：溶血させて使う（淋菌など）
	GAM寒天培地（嫌気性菌）
	サブロー培地（真菌）
選択分離培地 (ある特定の細菌のみが発育・分離できるようにつくられた培地)	マッコンキー・デオキシコレート培地（大腸菌群用）
	EMB培地（大腸菌用）
	SS培地（サルモネラ，赤痢菌用）
	TCBS培地（コレラ菌，腸炎ビブリオ用）
	マンニット食塩あるいは110培地（ブドウ球菌用）
	小川培地（結核菌用）

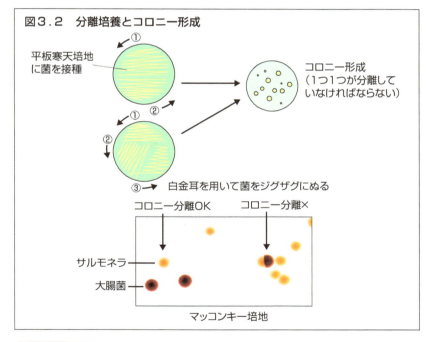

図3.2 分離培養とコロニー形成

POINT 29

◆細菌の同定は，基本的には形態学的検査，分離培養によるコロニーの形態，生化学的検査によって行います。さらに，必要に応じて血清学的に型別を行ったり，遺伝子学的な型別を行います（後述）。

Chapter 3 微生物検査の技術

Stage 30 血清学的検査（抗原抗体反応）
免疫最前線

　抗原抗体反応を利用して，抗原（細菌やウイルス）を検出する方法が次々と開発されています。既知の微生物で免疫した動物の抗体（**免疫血清**）を使うと便利です。逆に抗原に対してできた血清中の免疫抗体を検出することもできます。感染期と回復期の血清（**ペア血清**）があると比較ができて診断がうまくいきます。表3.2に抗原抗体反応の例を示します。

　抗原抗体反応で最も重要なのは，**特異性**（無関係なものと反応しない）および**感度**（微量でも検出できるかどうか）です。特異性が高く，かつ感度が高いのが検出法として理想的なのですが，一方を立てれば一方が立たず，というところがあり，うまくいかないのが現状です。また，「簡単に・早く・一度に多くの検体を・安く」検査することが重要です。

図3.3　（左）蛍光抗体法による色素の発色（細胞表面が発色）
　　　　（右）酵素抗体（ELISA）法（発色したウエルが陽性）

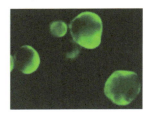 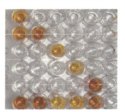

POINT 30

◆ウイルス診断において，電子顕微鏡で見たりウイルス分離をしたりするには設備と技術が必要なので，最近は材料を直接，酵素抗体法や遺伝子学的な検査（PCR）で行うのが主流（Stage32 参照）。

Stage30 血清学的検査

表3.2 主な血清反応（抗原抗体反応）とその応用

	反応名	抗原	抗体	結果	応用
I	沈降反応	沈降原（可溶性抗原：毒素，タンパク質）	沈降素	沈降物（線）の形成	梅毒のガラス板法，ゲル内沈降反応 免疫電気泳動法 → 種々のタンパク質同定 法医学（殺人事件），ハンバーガー検査
II	凝集反応	凝集原（細菌，細胞赤血球）	凝集素	凝集塊の形成	Widal反応（腸チフス，パラチフスの診断） Weil-Felix反応（リケッチアの診断） 赤血球凝集反応 → ABO型，Rh血液型の判定
III 補体関与の反応	溶解反応	細菌 赤血球 細胞	溶菌素 溶血素 細胞溶解素	溶菌（細菌） 溶血 細胞障害	Pfeiffer現象（コレラの実験） 補体結合反応の指示系として利用 補体依存性細胞障害試験 → HLAや腫瘍細胞の判定
	免疫粘着反応	細菌（スピロヘータ）		赤血球への粘着	梅毒の診断，B型肝炎の診断にも
	免疫食菌反応	細菌	免疫オプソニン	食菌の亢進	マクロファージなどの活性化測定
	補体結合反応	補体結合抗原	補体結合抗体	補体の結合による溶解反応	Wassermann反応（梅毒の診断） 各種ウイルスの同定
IV 中和反応	毒素中和反応	毒素	抗毒素	毒素の中和（生体組織）フロキュレーション	Schick反応（ジフテリアの診断） Dick反応，ASLO（猩紅熱の診断） 細菌毒素や蛇毒などの中和（血清療法）
	ウイルス中和反応	ウイルス	中和抗体	感染細胞の細胞変性阻止	ウイルスの同定・診断 疫学調査（中和抗体価測定）
V 標識抗体法	蛍光抗体法（図3.3）	ウイルス感染細胞，細菌，腫瘍細胞	抗体に蛍光色素を吸着（標識）	抗原の存在する部位が光って見える → 蛍光顕微鏡観察	細菌内の抗原の局在や合成・消退を観察 → ウイルス感染細胞や腫瘍細胞の同定・診断 直接法や間接法などがある 抗原に色素標識も可能 → 未知の抗体の検出
	酵素抗体法（図3.3）	ウイルス感染細胞，細菌，腫瘍細胞	抗体に酵素を標識	抗原存在部位が色づいて見える → 光学顕微鏡で観察	原理は蛍光抗体法と同様 細菌内の抗原の局在や合成・消退を観察 → 数種の抗原を同時に観察可能
		可溶性抗原	〃	抗体価が高いほど発色度が強まる	ELISA法，イムノクロマト法 → 各種のウイルス診断など 免疫ブロット法 → 分子量を同定できる
	ラジオアイソトープ	可溶性抗原	ラジオアイソトープ	抗原部位が影になって見える → X線フィルム使用	免疫沈降反応 → 分子量の同定 ホルモン定量，B型肝炎抗原や抗体の定量

Chapter 3　微生物検査の技術

Stage 31　電気泳動法

より正確な分子を求めて

　アミノ酸などの分子は荷電しているので，ゲルなどの支持体の中で電場をかけると，＋または－の電極に移動（泳動）する性質があります。分子の電荷の強さや大きさ，形状によって移動度が異なる（小さい分子ほど支持体をさっと通り抜け，大きな分子ほどモタモタして流れます）ので，支持体の中ではそれぞれ異なるバンドが形成されます。

　微生物のタンパク質，DNAあるいはRNAを抽出後，電気泳動法によってそれらを検査する方法があります（表3.3，3.4）。酵素などでタンパク質や核酸を切断して泳動パターンを比較することもできます。

表3.3　電気泳動法の名称

①ウエスタンブロット法	タンパク質の検出（図3.4）
②ノーザンブロット法	(m) RNAの検出
③サザンブロット法	DNAの検出
④サウス・ウエスタン法	DNAとタンパク質を同時に検出

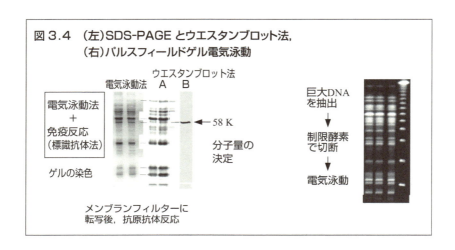

図3.4　(左)SDS-PAGEとウエスタンブロット法，(右)パルスフィールドゲル電気泳動

表3.4　電気泳動法の種類

①アガロースゲル電気泳動（AGE）
　アガロースは寒天の主成分多糖からなり，冷水には溶けないが，熱水に溶ける。DNA断片を電気泳動分離する際の支持体としてよく用いられる。たとえば，PCRにより増やしたDNAを制限酵素（p.86参照）で切断した後，その断片パターンを調べることができる。電気泳動後，エチジウムブロミド溶液あるいは発光色素でDNAを検出する（図3.5）。

②ポリアクリルアミドゲル電気泳動（PAGE）
　ポリアクリルアミドゲルが支持体である。タンパク質をドデシル硫酸ナトリウム（SDS）で解離し，単一なポリペプチドにしてPAGEを行うと（**SDS-PAGE**，図3.4），タンパク質の分析・検出（分子量決定）も可能となる。ナイロン膜などにトランスファーし，抗原抗体反応を行うこともできる（ウエスタンブロット法）。また，500 bp以下の小さめのDNA断片の分離分析にも多用されている。

③パルスフィールドゲル電気泳動（PFGE）
　50 kb～10 Mbの巨大DNA分子を解析するために開発された。通常アガロースゲルを用い，2～8つの異なる方向に交互に電場をかけて泳動させる。調製過程で巨大DNAがランダムに切断されないよう，試料をアガロース中に埋め込んだ状態でDNAを調製する（図3.4）。

④キャピラリー電気泳動法
　内径50 μm程度のキャピラリー内にポリアクリルアミドゲルやポリマーを含む緩衝液を充填し電気泳動を行う。特に，セルロース誘導体ポリマーを含む緩衝液を使用したnon-gel sieving法は，調製が煩雑なゲルを用いずに，短時間で再現性よく，数10～数1000 bpのDNAを分析することが可能である。

⑤二次元電気泳動法
　一次元電気泳動では20～30バンドの分離が限界なので，分解能を向上させるために別種の電気泳動を2段階で行う方法である。たとえば，DNA断片をアガロースゲルで一次元電気泳動し，制限酵素によりゲル中で消化したのち，ポリアクリルアミドゲルにより二次元電気泳動を行うと，一度に数千の断片を分離することができる。

POINT 31

◆タンパク質の分子量測定にはSDS-PAGEがよく用いられます。これに免疫学的な方法を組み合わせたのがウエスタンブロット法です。PCR法で得られたDNAを調べるにはアガロースゲル電気泳動を，巨大DNAにはパルスフィールドゲル電気泳動を用います。

Chapter 3　微生物検査の技術

Stage 32　遺伝子学的検査(1)

真犯人を暴き，親子鑑定までできちゃう

1) PCR法（polymerase chain reaction），遺伝子増幅法

きわめて微量（原理的には細胞1個からでも可能）のDNA試料から，目的とするDNA断片を多量に得ることが可能となります。応用として，遺伝子疾患の診断，微生物や感染症の診断，法医学に用いられます。たとえば，1本の髪の毛や血痕，骨などからヒト白血球抗原遺伝子のタイピングを行い，個人の同定，犯人の認定，親子鑑定などができます。

2) パルスフィールドゲル核酸電気泳動 (pulsed field gel electrophoresis：PFGE，前Stageも参照)

巨大DNAを調べることができるので，より信頼のおける確定診断となります。たとえば，食中毒が起こったような時，食材からとった菌のDNAと患者の便からとったDNAの泳動パターンを比較することにより，原因菌のより正確な同定が可能です。多くの材料を集め，制限酵素パターンを比較すれば，その地域でどのような型の菌がまん延しているのか，どこに由来した菌なのかなどが推定できます（分子疫学的解析）。

3) DNAチップ（DNAマイクロアレイ法）

スライドガラスなどの基板上に，数十塩基程度（25～70文字分）の多種類（5,000～10,000種）のDNA断片（cDNAマイクロアレイ法）や合成オリゴヌクレオチド（オリゴヌクレオチドアレイ法）をスタンプし，これに検体の遺伝子産物をのせると，ハイブリダイゼーションにより，検体のDNAあるいはRNAを定量・定性的に解析することができます。あらかじめ遺伝子産物を色素で標識しておけば，反応したところだけ色がつきます。たとえば，調べたい遺伝子の有無や働き，その存在領域，変異領域，組織や細胞での遺伝子発現などを調べることができます。

4) DNAシークエンシング

DNAの塩基配列の順序を決定することをいいます。複製の後，それぞれのDNAの長さを電気泳動により測り，DNA断片の塩基配列順序を読

みとります。確定診断としては究極の方法ですが、操作が複雑で早期診断には向きません。変異部などを解析する研究などによく用いられます。

PCR法の原理

1) 熱変性（94℃，1分間）：加熱して二本鎖DNAを一本鎖DNAに分離させます。
2) アニーリング（55℃，1分間）：解離したDNAに相補的な配列をもつ2種類のプライマーが、水素結合によって部分的に二本鎖を形成します。
3) 伸長（72℃，1〜2分間）：DNA合成酵素により、2種類のプライマーをそれぞれのDNA合成の開始点として、相補性をもつもう1本のDNAが合成されます。

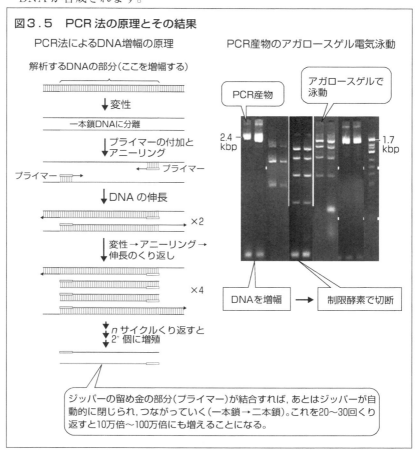

図3.5　PCR法の原理とその結果

Chapter 3　微生物検査の技術

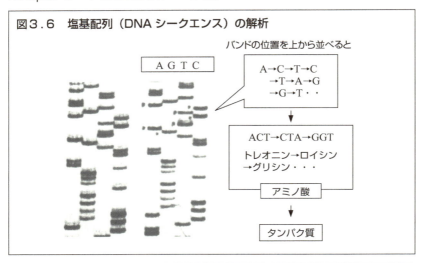

図3.6　塩基配列（DNA シークエンス）の解析

DNA シークエンシング

　まず，DNA の4種の塩基末端を標識します（色をつける）。次にその DNA の特定の塩基において，特異的に切断します。その試料を電気泳動にかけ，オートラジオグラフィーで検出します。末端を標識した制限酵素断片の塩基配列は，4種類の切断試料を平行に電気泳動することによって読み取ることができます。

　たとえば，元の配列を　ACTCTAGGT　とすると，A↓C↓T↓C↓T……T と切れるので，それぞれの断片は，A，AC，ACT，ACTC，……，ACTCTAGG，ACTCTAGGT という塩基の長さとなります。これを電気泳動すると，短いものほど上，長いものほど下に流れるので，バンドの位置を上から読み取ると（図では・印のバンドを上から読み取る），塩基配列は　A → C → T → C → T → A → G → G → T　ということになります。最近はより迅速で簡単にできる方法が開発されています。

POINT 32

◆ PCR 法は，微生物（特にウイルス）感染症の診断や法医学（犯人の認定），個人の同定，親子鑑定などに利用されます。PFGE は細菌の同定や分子疫学的調査に応用され，DNA シークエンシングは遺伝子の変異部分などの解析に利用されます。

column 科学者の光と影

　黄熱病の研究をしていた野口英世は，その病原体がスピロヘータであると主張しました。それまで梅毒病原体の培養にはじめて成功し，つつが虫病やトラコーマの研究に重要な進歩をもたらしてきた，そのプライドもあったのかもしれません。最後まで細菌説をつらぬきました。結果的にその主張が彼の命を奪うことになってしまったのです。

　一方，ウイルス説を唱えていたのはマックス・セーラーという人ですが，彼はその後，黄熱病のワクチンを開発したということでノーベル賞を獲得しました。まさに「光と影」ですね。

　もう1つこんな話もあります。北里柴三郎は，破傷風の純培養に成功し，破傷風が毒素によって起こることをみいだし，さらに抗毒素療法の概念を確立しました。ベーリングはこの成果をジフテリアに応用し，ジフテリアの血清療法を確立しました。ベーリングはノーベル賞を獲得しましたが，北里は受賞しませんでした。納得のいかない話ですが，似たようなことは現在でもあるようです。

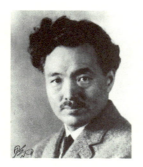

野口英世

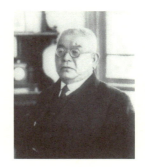

北里柴三郎

Chapter 3　微生物検査の技術

Stage 33　遺伝子学的検査(2)

専門用語も欧米化!

　この Stage にはいろいろ難しそうな言葉がでてきますが，ここらでもうひと頑張りです．結局，同じような言葉がくり返しでていますので，その箇所を何度も見なおすことが理解する早道だと思います．

1) ハイブリダイゼーション (ハイブリッド結合，図3.7)
　一本鎖核酸 (DNA か RNA) が，他の一本鎖核酸の相補的な配列と結合 (塩基対合) することをいいます．

2) 制限酵素 (制限エンドヌクレアーゼ，図3.8)
　DNA の特異的な塩基配列を認識し，その部位を切断する酵素 (はさみのようなもの) をいいます．多くの種類が知られており，たとえば，*EcoRI* という制限酵素は，< 5'-----G↓AATTC-----3' >という配列を認識して，矢印 (↓) の位置で切断します．大きさの異なる DNA 断片集団がいくつかできるため，電気泳動に流すと数本～十数本のバンドとして観察できます．PCR 増幅 DNA やパルスフィールド核酸電気泳動の際に用いると，断片化 DNA の大きさやバンドパターンの相違により，鑑別診断などができます．

3) DNA リガーゼ
　制限酵素が切った DNA を再び接合する酵素です．たとえば，外来の DNA とバクテリアのプラスミドの DNA をつなぎ，組換え DNA 分子をつくる時などに利用されます．

4) DNA ポリメラーゼ
　DNA 合成を触媒する酵素です．

5) プライマー
　通常 15～30 塩基からなるオリゴヌクレオチドで，DNA 合成機で簡単に化学合成されます．高分子 DNA 合成 (ハイブリダイゼーション) のきっかけ (開始点，出発点) となるもので，PCR などに利用されます．

図3.7 ハイブリダイゼーションの例

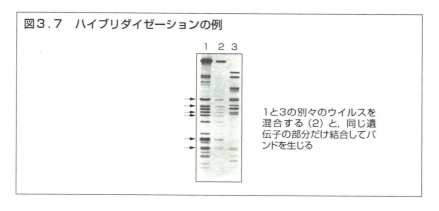

1と3の別々のウイルスを混合する（2）と，同じ遺伝子の部分だけ結合してバンドを生じる

図3.8 制限酵素

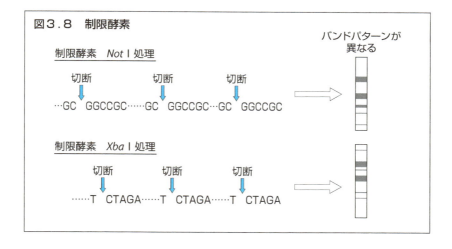

POINT 33

◆ハイブリダイゼーションとは？（車にもありますね，この言葉）。制限酵素とは？（特定の塩基配列を切るハサミのようなもの）。DNAポリメラーゼとは？（ポリマーという言葉から想像してください）。プライマーとは？（プライムショッピング？とは関係ないか？？）。

Chapter 3 微生物検査の技術

Stage 34 遺伝子操作

素性の知れないものよりは安全安心かも？

　必要なDNAの部分を制限酵素で切り出し，これをプラスミドやウイルスのDNAに組み込む（できたものを**組換えDNA**という）ことが可能です（図3.9）。大腸菌や酵母などの宿主細胞に目的とするDNAを入れ，宿主を増殖させると均一な組換えDNA分子を大量に得ることができます。以上の操作を遺伝子のクローニングといいます。実際に組換えDNAを大腸菌などに入れて遺伝情報を形質発現させることにより，大量のタンパク質をつくり出すこともできるわけです。

　一例をあげると，ヒトのDNAからインシュリンをつくる遺伝子が含まれている部分を切り出し，このDNAを他の宿主に入れることにより，インシュリンをつくることができます。その他，インターフェロン，ある種の酵素タンパク質，診断薬，分析用試薬，ウイルス様粒子（図3.9）などもこの技術によりつくり出されています。

　組換えDNAは素性が知れているぶん，安全性が十分確かめられるということがいえるかもしれませんが，逆に予測もつかない結果をもたらす可能性もあります。また，病原性の増強された微生物が意図的に作製される可能性もあります。このため，組換え実験を行う時は，**バイオハザード**予防として厳しい規則が設けられています。

遺伝子治療

　ある遺伝子の欠損（たとえば，生まれつきアデノシンアミラーゼを欠損した人など）によって，ある遺伝病を起こしてしまう患者からリンパ球を取り出し，健康な人からクローニングした正常遺伝子（たとえば，アデノシンアミラーゼ遺伝子）を導入後，そのリンパ球を増幅させて患者に戻すことによって欠損した部分が補われ，治療することが可能になりつつあります。

遺伝子組換えワクチン

B型肝炎ワクチンはHBs抗原遺伝子を**酵母**に組み込むことで大量生産されています。また，マラリアワクチンは，マラリアの抗原タンパク遺伝子をワクシニア（種痘ウイルス＝天然痘のワクチン）に組み込み，ワクチンとしています。

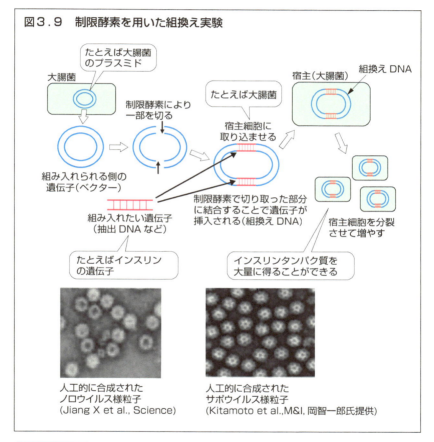

図3.9 制限酵素を用いた組換え実験

人工的に合成された
ノロウイルス様粒子
(Jiang X et al., Science)

人工的に合成された
サポウイルス様粒子
(Kitamoto et al., M&I, 岡智一郎氏提供)

POINT 34

◆遺伝子組換えを行う際の運び屋にあたる側をベクターといいます。ベクターに組み込まれた遺伝子は，酵母，ワクシニアウイルス，バキュロウイルスなどに入れられ，大量生産されます。

Chapter 3　微生物検査の技術

Stage 35　微生物とバイオテクノロジー

マウス人間，ハエ人間はできるのか？

細胞融合

　細胞融合といえば，自然界では精子と卵子の受精などが一例としてあげられますが，同種あるいは異種（たとえば，マウスとヒトの）細胞を人工的に融合することも可能になっています。最初にこの**細胞融合**に用いられたツールは実はウイルスでした。センダイウイルスだったのですが，現在では，麻疹ウイルスやヘルペスウイルスでも細胞融合を起こすことが知られています。現在は，**ポリエチレングリコール**の添加や，電気刺激などの機械的操作により簡単にできるようになっています。融合した細胞のことを**ハイブリドーマ**（ハイブリッド細胞，融合細胞）といいます。

発生工学

1）トランスジェニック（マウス）（図 3.10）

　受精卵を試験管内に取り出し，顕微鏡下でガラス管を用いて**目的とする遺伝子を導入**します。これをマウスの子宮に戻し，個体発生させると，目的の遺伝子断片を導入されたマウスができます。

　たとえば，ラットの成長ホルモンの遺伝子を組み込み，通常のマウスの2倍の体重のマウスをつくり出すことができます。

2）ノックアウト（マウス）

　同様にして，**目的とする遺伝子を欠如**させたマウスのことをいいます。プリオンタンパク質の欠如したマウスなどはプリオンの発生機序の解明に利用されています。

3）クローン動物（図 3.10）

　1つの受精卵の核を除き，別の細胞の核を導入して分裂させて個体発生させると，**遺伝的に同質な細胞，あるいは生物**ができます。

　たとえば，同一のウシ受精卵から複数の子孫をつくることにより，良質

Stage35 微生物とバイオテクノロジー

なウシを大量生産できるようになっています。

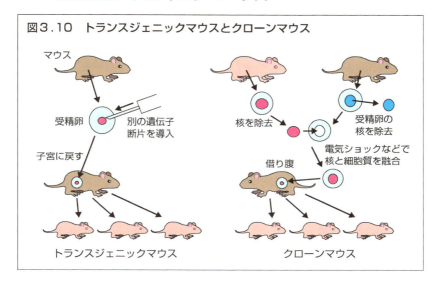

図3.10 トランスジェニックマウスとクローンマウス

POINT 35

◆トランスジェニックマウスは，目的の遺伝子断片を導入されたマウス。ノックアウトマウスは，目的とする遺伝子を欠如させたマウス。クローンとは，遺伝的に同質（同じ顔した？）の細胞，あるいは生物をいいます。

Chapter 3　微生物検査の技術

Stage 36　単クローン抗体

家庭で15分でできる診断薬は可能か?

　1種類の抗原,あるいは抗原決定基とのみ反応する抗体のことを,単クローン抗体(monoclonal antibody)といいます。1個のリンパ球は,特定の抗原決定基に対する抗体しか産生できません。このクローンが増殖することにより,均一な抗原結合能をもった細胞群が形成されます。実際,生体内では,それぞれ異なる抗原や抗原決定基を認識した個々のリンパ球がいくつも集まって,いわゆる「抗体」が産生されていることになります(この抗体のことを**多クローン抗体**といいます)。この中から1個のリンパ球(クローン)を取り出し,多量の抗体を得ることを可能にしたのが細胞融合の技術です。すなわち,この1個の抗体産生細胞と無限に増殖するがん細胞を試験管内で細胞融合させれば,抗体を産生しながら無限に増殖するハイブリドーマが得られるわけです(図3.11)。

　単クローン抗体の作製は,①抗原・成分を厳密に精製する必要がない,②精製不可能であった成分・抗原を分離・精製・同定できる,③均一な抗体が永久的に大量に得られる,などの利点があります。表3.5に単クローン抗体の応用例を示します。

表3.5　単クローン抗体の応用例

①微生物学への応用 　ウイルス,細菌,毒素などの解析 → 分類,型別,病原性,抗原性 　微生物の検出,感染症の診断 → 簡便・迅速・特異的な診断が可能 　治療(免疫血清学的治療) → 特異的治療が可能(抗がん,抗毒素)
②タンパク質などの物質の精製(不純物の選択的除去) 　抗原と結合させたのち,分離すれば不純物のない抗原が得られる
③タンパク質の解析 　酵素,ホルモンなど種々のタンパク質の解析
④免疫学への応用 　細胞表面抗原(CD抗原やT細胞)の解析,リンパ球の型別 　MHC,サイトカイン,がん特異性抗原などの解析
⑤遺伝子発現に関する研究 　得られたタンパク質を利用して微生物のもつ遺伝子を解析

Stage36 単クローン抗体

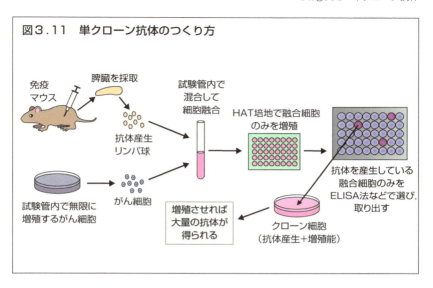

図3.11　単クローン抗体のつくり方

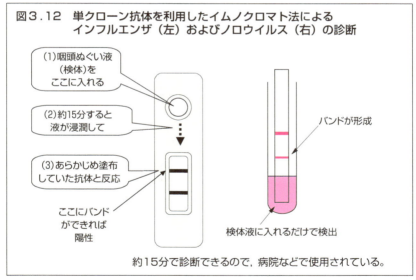

図3.12　単クローン抗体を利用したイムノクロマト法による
　　　　インフルエンザ（左）およびノロウイルス（右）の診断

約15分で診断できるので，病院などで使用されている。

POINT 36

◆単クローン抗体を血清学的診断に応用すれば，特異的に感度良好です。保健所や病院に行かなくても，家庭内で迅速・簡便・安価・多検体の診断が可能かも？

Chapter 3　微生物検査の技術

column　ドイツ軍から町を救った2人の医師

　ドイツ軍がポーランドに攻め入るころ，町を救おうと2人の医師が立ち上がりました。といっても，彼らは何を思ったか，町の人たちにプロテウス菌を接種しはじめたのです！　その免疫血清をドイツ軍に提示するとともに，この町はすでにチフス（リケッチアによる発疹チフスや発疹熱をいう）によって汚染されているという情報を流したのです。ドイツ兵が幾人かの免疫血清をもちかえって検査したところ，確かにチフスに対する抗体であると確信しました。ドイツ軍は，そんな病気が流行している町を占拠するのも厄介だということでその町を避けて進軍することにしました。町は救われたのです！　この2人の医師は，ほとんど病原性のないプロテウス菌と病原性の強いリケッチアの間に交叉反応があることを医学部生のころ学んでいたそうな。「ワイル・フェリックス反応」を利用した2人の知恵がいきたのです。

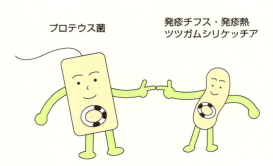

まったく別の菌であるが，共通したタンパク質（性格）があるために互いに反応してしまう

ワイル・フェリックス反応

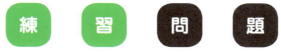

問 正しいものには○，誤っている場合はその箇所を訂正せよ．

1) 電子顕微鏡は，電子線の透過性を利用したもので，ウイルスや細菌の微細構造などを見る．
2) 墨汁染色は，生のまま染める方法で，黒の背景に透明の菌が浮き上がって見えるのが特徴である．
3) ウイルス感染細胞や組織・凍結切片などを見る場合，蛍光抗体法や酵素抗体法による免疫染色がよく用いられる．
4) 菌のもつ生化学的性状を調べるため，選択分離培地を利用する方法が考案されているが，最近は20数項目の性状を一度に検査できるキットが用いられている．
5) ウイルスを分離するには，細胞培養（組織培養），動物，発育鶏卵などが用いられる．
6) ウイルス診断において，材料を直接，酵素抗体法（ELISA法など）や遺伝子学的な検査（PCR=遺伝子増幅法など）で行うことは難しい．
7) DNAをゲル電気泳動後，ナイロン膜などにトランスファーし，抗原抗体反応を行う方法をウエスタンブロット法という．
8) サザンブロット法やノーザンブロット法はタンパク質の検出に用いられている．
9) PCR法により増やしたDNAを制限酵素で切断した後，その断片パターンを調べるためにポリアクリルアミドゲル電気泳動法が用いられる．
10) アガロースゲル電気泳動は，タンパク質をSDSで解離し，単一なポリペプチドにして行うと，タンパク質の分析・検出（分子量決定）も可能となる．
11) パルスフィールドゲル電気泳動は，極小のDNA分子の解析に用いられ，食中毒が起こったような場合，食材および患者の便からとったDNAの泳動パターンを比較することにより，原因菌の正確な同定が可能となる．

Chapter 3　微生物検査の技術

12) ハイブリダイゼーション（ハイブリッド結合）とは，一本鎖核酸（DNA か RNA）が，他の一本鎖核酸の相補的な配列と結合（塩基対合）することをいう．
13) プライマーとは，DNA の特異的な塩基配列を認識し，その部位を切断する酵素（はさみのようなもの）をいう．
14) PCR 法では，二本鎖の DNA を分離後，相補的な部分をハイブリッド結合させ，結果として二本鎖を 2 本つくり，この操作をくり返すことで DNA 断片を大量に増やすことができる．
15) DNA シークエンシング法は，DNA の塩基配列（4 つの塩基，A，G，U，T）の順序を決定することをいう．
16) ELISA 法は迅速・簡便・安価で多検体検出可能なため，BSE やベロ毒素の確定診断に利用されている．
17) イムノクロマト法は迅速・簡便な方法なため，インフルエンザなどの診断に病院や保健所などですでに利用されている．
18) 細胞融合は，一部のウイルスばかりでなく，ポリエチレングリコールや電気刺激操作により簡単にできるようになってきた．
19) ノックアウトマウスとは目的の遺伝子断片を導入されたマウスをいい，トランスジェニックマウスとは目的とする遺伝子を欠如させたマウスのことをいう．
20) 単クローン抗体とは，多数の抗原あるいは抗原決定基と反応する特異性の高い抗体のことをいう．
21) 1 個の抗体産生細胞と無限に増殖するがん細胞（ミエローマ細胞）を試験管内で細胞融合させれば，抗体を産生しながら無限に増殖するハイブリダイゼーションが得られる．
22) 必要な DNA の部分を制限酵素で切り出し，これをプラスミドやウイルスの DNA に組み込み，大腸菌，酵母，ワクシニアウイルス，バキュアロウイルスなどに入れて形質発現させることにより大量のタンパク質をつくり出すことができる．
23) インシュリン，インターフェロン，ある種の酵素タンパク質，消化剤，診断薬，分析用試薬なども遺伝子組換え操作によりつくられる．

24) 遺伝病の患者からリンパ球を取り出し，健康な人からクローニングした正常遺伝子を導入後，増幅させて患者に戻すという方法により遺伝子治療が行われる。

25) B型肝炎ワクチンはHBs抗原遺伝子を酵母に組み込み，大量生産されている。また，マラリアワクチンは，マラリアの抗原タンパク質遺伝子をワクシニア（種痘ウイルス＝天然痘のワクチン）に組み込み，大量生産する試みがされている。

解 答

問 1) ○
2) ○
3) ○
4) 確認培地を利用する。
5) ○
6) むしろ現在，簡便迅速なので主流をなしている。
7) DNA ではなくタンパク質。
8) タンパク質ではなく DNA（サザン）や RNA（ノーザン）。
9) ポリアクリルアミドゲルではなく，通常アガロースゲルが用いられる。
10) アガロースゲルではなく，ポリアクリルアミドゲルが用いられる。
11) 巨大 DNA を用いる。
12) ○
13) 制限酵素のこと。
14) ○
15) U ではなくて C。
16) ELISA 法はスクリーニングに。確定診断はウエスタンブロットや免疫染色，遺伝子学的検査法。
17) ○
18) ○
19) ノックアウトとトランスジェニックが逆。
20) 単純・単一な1種類の抗原。
21) ハイブリドーマ（ハイブリッド細胞）という。
22) ○
23) ○
24) ○
25) ○

休み時間の単語学習

クローニング　クローン（同じ遺伝子型をもつ生物集団）を作製することをいう。
1) 分子クローニング：ある特定の単一遺伝子を複製させ，その遺伝子の同一コピー（クローン）を多数つくること。
2) 細胞クローニング：単一細胞から遺伝的に同一の細胞の一群をつくること。

ヌクレオプロテイン（NP）　核タンパク質（nucleoprotein）のことで，ウイルスの遺伝子をらせん状に包むタンパク質をいう。インフルエンザウイルスでは，RNA遺伝子にらせん状に巻きつくように存在し，いわゆるヌクレオカプシドを形成する。インフルエンザウイルスA，B，C，3つの型の分類にも用いられている。

ベクター　組換えDNAを増幅・維持・導入させる核酸分子のことをいい，細菌プラスミド，ファージ，ウイルスなどの媒体が使われる。挿入したDNA断片からタンパク質を翻訳させる発現ベクターなどがある。なお，ある宿主から他の宿主へ寄生体を移す役目をする生物（たとえば，日本脳炎のアカイエカなど）のことをいうこともある。

溶原菌（lysogenic bacteria）　プロファージをもち，溶原化した状態の細菌のこと。プロファージは，一般に菌の分裂とともに複製されているが，低い頻度で自然に活性化されるか，誘発源によって活性化され，再び増殖型ファージとなって溶菌を起こすこともある。

形質移入（transfection）　細菌がファージ核酸によって感染を受けること。

ヘマグルチニン（HA）　ウイルスの表面に存在する糖タンパク質。特に，インフルエンザウイルスの表面にあるHAは，赤血球表面のレセプターと結合して赤血球を凝集する性質がある。インフルエンザウイルスでは，現在，H1〜16の型が知られている。

ノイラミニダーゼ（NA）　NA（neuraminidase）は，HAと同様，ウイルスの表面に存在し，多くの細胞受容体活性の破壊や，ウイルスの細胞からの遊離に関与している。インフルエンザウイルスではN1〜9の型がある。HAと合わせて高病原性鳥インフルエンザウイルスではH5N1型が問題となっている。

□食品に利用される微生物
□微生物産生成分の有効利用
□くらしと微生物
□環境浄化と微生物
□環境に利用される微生物
□環境問題と微生物

Chapter 4
微生物とその応用

さて，これまでの章では微生物の「きたない」「きもちわるい」「暗い」（微生物の3K？）ばかりを紹介してきたかもしれませんが，この章では「環境微生物」という，いい微生物を紹介しましょう。環境微生物の中にも，遺跡や建築を崩壊したり，新幹線のコンクリートを崩したり，高速道路の標識を倒したりするような微生物もいますが，一方では，おいしいチーズやパンをつくったり，抗生物質をつくりだしたり，環境を浄化してくれる微生物もたくさん存在します。昨今の環境問題は，ヒトがつくりだした遺産物です。しかしそれを解決して地球を救うのは，太古の昔から存在し，あたりまえのように地球を浄化してきた小さな生き物たちかもしれません。微生物は「かわいい」「かしこい」「かっこいい」（微生物の新3K）のです。

Chapter 4　微生物とその応用

Stage 37　食品に利用される微生物
グルメの友, 健康食品には微生物を!

　微生物は種々の食品にも利用されています (図4.1)。これらの微生物を「応用微生物」といい, 1つの分野・科目として扱われる学問でもあります。ここでは発酵食品に利用されている微生物を紹介します。

1) 酒類 (アルコール飲料)

　つくり方により, 以下の3つに大別されます。

　醸造酒 (発酵酒) は, 穀物, イモ類や果実汁などを糖化し, 発酵させたものを, こして澄ませたものです。蒸留酒は, 醸造酒を蒸留したものをいいます (日本酒を蒸留すると焼酎, ビールではウイスキー, ブドウ酒ではブランデーとなる)。また, これらの醸造酒や蒸留酒に, 薬草や果実を加えたものが混合酒となります。

a) 醸造酒

　　　ブドウ酒…ワイン酵母 (*Saccharomyces cerevisiae*)
　　　ビール…ビール酵母 (*S. cerevisiae*, *S. carlsbergensis*)
　　　清酒…コウジカビ (*Aspergillus oryzae*)
　　　　　　清酒酵母 (*S. sake*, *S. cerevisiae*)

b) 蒸留酒

　　　焼酎, 泡盛…焼酎コウジ (*A. oryzae*),
　　　　　　　　　黒コウジカビ (アワモリ菌, *A. awamori*)
　　　ブランデー, ウイスキー, ラム, ウオッカ, ジン, テキーラにも種々のコウジが使われています。

c) 混合酒

　　　みりん, 甘酒, 白酒, リキュール…みりんコウジ (*A. oryzae*)

2) 大豆発酵食品

　醤油には大豆と小麦でつくった麹(こうじ)を原料とする普通醤油と大豆だけの麹を原料とする溜(たまり)醤油があります。また, 米, 麦, 大豆を浸漬・蒸煮し, 種麹や食塩を加えて仕込んだものが味噌となります。

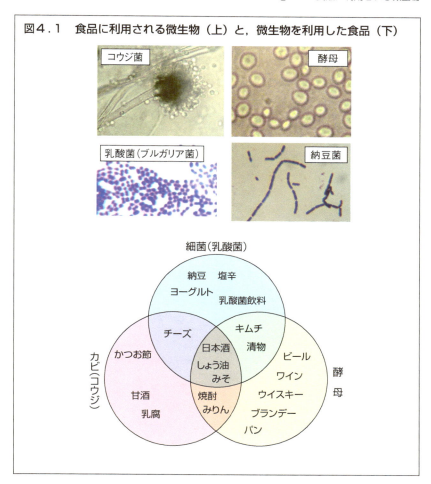

図4.1 食品に利用される微生物（上）と，微生物を利用した食品（下）

a) 醤油（薄口，濃口，減塩）…醤油コウジ（*A. oryzae*，*A. sojae*），醤油酵母（*S. sojae*）

溜醬油…タマリコウジ（*A. tamarii*）

b) 味噌（麦，米，豆）…味噌コウジ（*A. oryzae*）

c) 納豆…納豆菌（*Bacillus natto*）

3) 水産発酵

原料（魚介類）に食塩を添加して腐敗菌の発育を抑制し，原料中の自己消化酵素の作用により，独特の香気や甘味成分を生成させたものです。

かつお節…カツオブシコウジ（*A. katsuobushi*）

Chapter 4　微生物とその応用

4）乳製品
　以下の乳酸菌などは，糖から乳酸を生成します。その結果 pH が低下し，風味成分を産生するとともに他の微生物の発育を抑える働きをもつようになります（保存食品）。

a) 発酵乳，ヨーグルト，乳酸菌飲料
　　　ブルガリア菌（*Lactobacillus bulgaricus*）
　　　アシドフィルス菌（*L. acidophilus*）
　　　デルブリュック菌（*L. delbrueckii*）
　　　ビフィズス菌（*Bifidobacterium bifidum*）

b) 発酵バター…メセンテロイデス菌（*Leuconostoc mesenteroides*）
　　　　　　　　乳レンサ球菌（*Streptococcus lactis*）

c) チーズ…ロックホール菌（アオカビ，*Penicillium roqueforti*）
　　　　　　カマンベール菌（シロカビ，*P. camemberti*）

5）その他
a) 発酵パン…パン酵母（*Saccharomyces cerevisiae*）
b) 食酢…アセチ菌（*Acetobacter aceti*）

POINT 37

◆食品の発酵にはなにやら多くの微生物の名前が出てきますが，要は以下の 3 種類が主体です。酵母は *Saccharomyces cerevisiae*（セレビシア酵母），コウジとして *Aspergillus oryzae*（青カビ），乳酸発酵には *Lactobacillus*（乳酸菌）といったところでしょうか。

column　カビから薬を作った日本人～高峰譲吉

　高峰譲吉は，コムギのふすまでコウジ菌（オリゼー菌，*Aspergillus oryzae*）を培養し，水で抽出後，アルコールで沈殿させてアミラーゼを初めて抽出しました。プロテアーゼやリパーゼなども含まれていたようです。彼は，このアミラーゼ（当時はジアスターゼといわれていました）を，自身の名の「タカ」とラテン語で強いという意味の「TAKA」をかけて，タカジアスターゼと名付けました。このアミラーゼは消化酵素の1つで，デンプンやグリコーゲンを分解します。ダイコンやカブ，ヤマイモにも多く含まれていて，おもちを食べる際，大根おろしをつけて食べると胃がもたれないという昔からの言い伝えがヒントになったといわれています。よく嚙んで食べなさいというのは，食べ物を細かく嚙み砕くことと，唾液中のアミラーゼにより消化をよくする働きがあるからです。体内では主に，膵臓，耳下腺（唾液腺）から分泌されます。現在，胃腸薬，消化剤として市販され，胃もたれや胸やけの治療や防止に飲まれています。

　また，彼はアドレナリンというホルモンをウシの副腎から抽出結晶化することに成功しました。この2つの発見によって，世界の医学・薬学界に大きな貢献をしたことから「バイオテクノロジーの父」と呼ばれています。さらに，日本のコウジ菌によるアルコール醸造法をウィスキー製造に応用する技術を開発したり，これらの成果を事業に結びつけることにも成功し，実業家として製薬会社や研究所の設立にも貢献しました。

Chapter 4　微生物とその応用

Stage 38　微生物産生成分の有効利用
微生物も中身で勝負する

　微生物は生命を維持するため，あるいは自分自身をまもるため種々の生成物を産生します。その中には，ヒトにとって有害なもの（毒素など）もあれば，逆に有効なものもあります。ここでは有効な生成物利用について紹介します。

1) 有機酸・アミノ酸の産生

　a) 清涼飲料，防さび，可塑剤，医薬品などとして利用されています。

　b) ある微生物によって生成されたシステイン，アルギニンなどは化粧品の原料となります（女性の方，よく知っておいてくださいね）。

　c) 糖からグルタミン酸を経てつくられたグルタミン酸ナトリウム（Corynebacterium glutamicum による）は，化学調味料として利用されます。

　d) ショ糖からつくられたクエン酸（黒コウジカビ〔Aspergillus niger〕による）は，酸味料や医薬品として利用されます。

2) 呈味性物質（核酸関連物質）

　a) イノシン酸はカツオ節の旨味成分となります。

　b) グアニル酸はシイタケの旨味成分となります。

　c) グルタミン酸はこんぶの旨味成分となります。

　　これらはシトリナム黄変米菌（Penicillium citrinum），枯草菌（Bacillus subtilis）などの微生物によって生成されます。

3) 酵素（加水分解酵素）

　a) アミラーゼ（タカジアスターゼ）は B. subtilis, Aspergillus によって産生され，医療用として利用されています。これらは，消化酵素，消炎症剤，虫歯防止剤などに活用されます。

　b) プロテアーゼは B. subtilis, A. niger などによって産生されます。

　c) リパーゼは Candida によって産生されます。

　d) ペクチターゼは Aspergillus によって産生され，飼料添加，洗剤，繊

維・皮革加工などに利用されます。

4) ホルモン
   a) **組換え DNA によるホルモン**　インスリンは微生物によってつくられるようになり，糖尿病治療薬として用いられています。ソマトスタチン（神経ホルモン）も微生物によってつくられています。
   b) **ステロイド**　副腎皮質ホルモンとして知られ，関節リウマチの治療に利用されています。ステロイド転換菌（Arthrobacter simplex）により産生されます。

5) ビタミン（多くは合成法で，発酵法は一部のみ）
   a) B1，B2，B6 は *Saccharomyces cerevisiae*，*Candida utilis* などによって産生されます。
   b) B12（抗悪性貧血因子）は *Propionibacterium*，*Streptococcus* などによって産生されます。
   c) C（抗悪性貧血因子，抗酸化剤）は *Gluconobacter suboxydans*，*G. roseus* などによって産生されます。

6) 抗生物質（Stage21 参照）
   a) ペニシリンは *Penicillium chrysogenum* によって産生されます。
   b) ストレプトマイシンは *Streptomyces*（放線菌）によって産生されます。

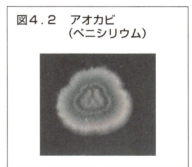

図4.2　アオカビ（ペニシリウム）

POINT 38

◆抗生物質ペニシリンはカビの *Penicillium* から，ストレプトマイシンは *Streptomyces* から抽出されたものです。インスリンは遺伝子組換え技術の代表的産物です。

Chapter 4 微生物とその応用

Stage 39 くらしと微生物
微生物は鉄をもくだいて生きている

微生物の中には生活用品を劣化するようなイメージの悪い微生物も確かに存在します（表4.1）。しかし、微生物の立場から考えてみると、それも環境の変化やヒトが生みだした創造物に対処しようとする、自然であたりまえの行為なのかもしれません。

正常な環境

物質循環（炭素，窒素），自浄作用，食物連鎖がうまく回っています。

異常な環境

1）自浄作用の崩壊

有機物排水によって有機物が過剰になると，BOD（生物学的酸素要求量）が上昇し，それによって細菌数も上昇します。対して，有機物の酸化分解が過剰になると，DO（溶存酸素量）が減少し，嫌気性菌数が上昇してしまいます。有機物はメタン，アンモニア，硫化水素などに分解されて，悪臭，河川・大気汚染の原因となってしまいます。下水管などに硫黄酸化細菌が付着すると，酸化が起こり，生じた硫酸によって腐食を引き起こします。これがさびの原因です。

2）食物連鎖の異常

PCB，ダイオキシン，下痢症ウイルスなどの有害物質が長い間排出されると，生物濃縮を引き起こし，食物連鎖に異常をもたらします。

3）富栄養化

家庭排水にふくまれるリン，窒素が海底に沈殿することにより，藻類（植物プランクトン）が異常発生します。

　a) **赤潮** ラン藻類，クリプト類，ラフィド藻類，渦鞭毛藻類，ミドリムシ類（夜光虫），緑藻類（麻痺性貝毒，下痢症），珪藻類（ガンビエディスカム）などが原因です。

　b) **アオコ** ラン藻類（ミクロキスチス → ミクロキスチン → 肝障害）。アナベナ（アナトキシン＝神経毒）などが原因です。

Stage39 くらしと微生物

表4.1 生活用品を劣化させる微生物

用品名	現象	原因
木綿・麻（衣料，寝具，袋）	カビ臭，変色，脆化	セルロース分解菌，シュードモナス，アスペルギルス，フザリウム
合成繊維（衣料，網）	強度劣化	モナスクス，クラドスポリウム，アルテルナリア
羊毛（衣料，敷物）	強度劣化，汚染	ケラチン分解菌，アクチノミセス，バチルス，アルテルナリア
皮革（衣料，靴，鞄，ベルト）	変色，強度劣化，柔軟性欠如	バチルス，アクチノミセス，アスペルギルス，ペニシリウム
プラスチック（家庭用品，電気器具）	強度劣化，脆化	ホーマ，ウロクラジウム，トリコデルマ，オーレオバシジウム
レンズ（カメラ，望遠鏡，顕微鏡，眼鏡）	レンズのくもり，侵食	オイロチウム，アスペルギルス
ゴム（パッキング，ホース）	脱色，強度劣化	ノカルディア，ストレプトミセス，アクチノミセス，バチルス
石油（燃料，燃料タンク）	パイプ・バルブつまり	ケロシンカビ（クラドスポリウム），クレオソートカビ，アスペルギルス
塗料，接着剤，乳化剤（電気製品，家庭用品，精密機器，配線板）	脆化，変色，強度減少	アスペルギルス，ホーマ，オーレオバシジウム，トリコデルマ，クラドスポリウム
鉄（鉄管，水道管，建材，輸送パイプ，船舶）	強度劣化，侵食	鉄細菌，ガリオネラ，フェロバチラス
アルミニウム（航空機，車両，建材）	強度劣化，侵食	ビブリオ，ミクロコッカス，コマモナス，シュードモナス，クラドスポリウム
木材・建築物（建築，家具，土木，美術工芸品）	変色，白色腐朽，褐色腐朽，軟腐朽	①白色腐朽型：ヘラバタケ，ホシゲタケ，ハダイロアナタケモドキ ②褐色腐朽型：ナミダタケ，ハリナミダタケ，イドタケモドキ ③その他：ペニシリウム，クラドスポリウム，フザリウム，トリコデルマ

『くらしと微生物，村尾沢夫ら著，培風館，1993』を参考に作成

図4.3 （左）シロカビ（ゲオトリクム），（右）クロカビ（クラドスポリウム）

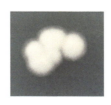

POINT 39

◆自浄作用，食物連鎖，生物濃縮，富栄養化，赤潮，アオコなどがキーワードとなりますね。

Chapter 4　微生物とその応用

Stage 40　環境浄化と微生物

環境にやさしい微生物もいるよ！

　環境に存在する微生物（表4.2）は太古の昔から他の生物体が排泄する有機物を分解し，環境を浄化してきました。ところが，産業革命以降，わずか数百年の間にその浄化作用だけでは追いつけなくなるほど環境が変化してきました。人為的関与により生じた問題ですが，急遽，微生物の手を借りて，その対策に取り組まざるをえなくなったのも人間のようです。

排水処理と微生物
　a)**物理・化学的**　沈殿，吸収，イオン交換，中和，凝集，逆浸透
　b)**生物学的**　好気性処理（活性汚泥法，生物膜法），嫌気性処理

微生物を利用した廃水処理の実例

1) 活性汚泥法（図4.4）

　好気性微生物の代謝反応（酸化分解）を利用する方法で，主として廃水中の有機物を除くのに利用されています。細菌（アルカリゲネス，バチルス，コリネバクテリウム，大腸菌群，フラボバクテリウム，ノカルディア），酵母（サッカロミセス・セレビシア，カンジダ・ユリチス，カンジダ・リポリティカ），原生動物（ゾウリムシ，ツリガネムシ），後生動物（ワムシ類，線虫類，緑藻類〈クロレラ〉），光合成細菌（紅色硫黄細菌）など広範囲の微生物が浄化に関与しています。

2) 生物膜法

　河底やタンクの底は微生物で構成されたスライム（生物膜）に覆われていることが多く，（濾床）浄化に役立っています。

3) メタン発酵

　有機物をガス化（メタンガスや二酸化炭素）あるいは固形化して除く方法です。メタン発酵菌（サルシナ，ミクロコッカス）によってメタンを産生し，メタン燃料として利用することも可能です。

　有機物→　酢酸，水素，二酸化炭素　→　メタン

Stage40 環境浄化と微生物

表4.2 環境に存在する微生物

①土壌中の微生物：土壌1g中に10^3〜10^7個存在	バチルス，クロストリジウム，ミクロコッカス，シュードモナス，アクロモバクター，大腸菌，プロテウス，セラチア，アセトバクター，エンテロバクター，乳酸菌類，アスペルギルス，ペニシリウム，サッカロミセスなど
②水生細菌	淡水20〜25℃で発育 → シュードモナス，アクロモバクター，アルカリゲネス，アエロモナスなど 海水3%食塩下で発育するもの → 腸炎ビブリオ，コレラなど
③下水細菌（多くは土壌細菌にもなる）	エンテロバクター・クロアカエなど
④空中落下細菌	黄色ブドウ球菌，カビの胞子，大腸菌など
⑤住居（浴室，台所，調理器具など）	ミクロコッカス，スタフィロコッカス，ペディオコッカス，クラドスポリウム（黒），ホーマ（赤），ペニシリウム（青），アルテルナリア（黒灰），トリコデルマ，ペスタロッチア，オーレオバシジウム，カンジダ，アルカリ耐性のカビ，キノコなど

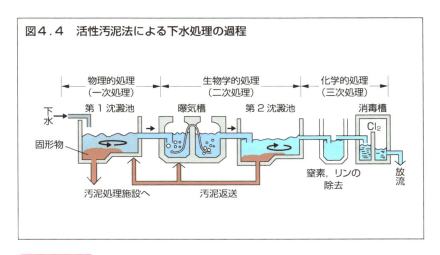

図4.4 活性汚泥法による下水処理の過程

POINT 40

◆活性汚泥法は好気的細菌などを利用して廃水処理などに応用されています。環境微生物は環境を自浄してくれる一方，時々いたずら（日和見感染など）をすることもあるので注意が必要です。

Chapter 4　微生物とその応用

Stage 41　環境に利用される微生物
微生物との共生・共感・協調

微生物の環境利用の例

1) 微生物農薬（生物学的殺虫剤）

ヒトや植物に障害を起こすことなく，昆虫，原虫の微生物的防除に利用されます。病害虫にとっては天敵ともなります。

　（例）バチルス（*Bacillus thuringiensis*）の産生するタンパク結晶
　　　→ ガ，アリなどの昆虫の幼虫に病原性（他の動植物には無害）。

2) バイオセルロース

酢酸菌（*Acetobacter aceti*）はセルロースを生合成し，結晶化する性質があります。紙，ヘッドホンの振動板などに利用されています。

3) バイオプラスチック（分解性プラスチック）

地中，海中で容易に分解され，土にかえるので，環境にやさしく，コンポストとしても利用されています。水素細菌，窒素固定菌，枯草菌，メタノール資化性菌などによって生成される脂肪酸ポリエステルは，糸，硬い結晶性プラスチック，フィルムなどに利用されています。

4) 走磁性細菌の利用

スピリルム属の一種（*Aquaspirillum magnetotacticum*）は，菌体内に磁気微粒子（マグネタイト）をもっています。近い将来，薬剤キャリアー（ドラッグデリバリー）として利用される可能性があります。体内でマイクロセンサーとして治療計測や診断に利用することができます。

5) 水素によるクリーンエネルギー

光合成藻類，嫌気性菌，水素産生菌（*Hydrogenobacter thermophilus*），バチルス，アルカリゲネス，シュードモナス，ノカルディア，キサントバクターなどは，糖を分解して水素や有機物を産生します。この水素がエネルギーとして利用される可能性があります。

6) 低温菌の利用（エネルギーの節約）

低温下で活性汚泥法を行うと省エネルギーとなり，低温性酵素の利用が可能となります。好冷菌，低温菌，ビブリオマリナス（*Vibrio marinus*，水深 1200 m から分離）などが利用されます。

7) 超好熱菌の利用（エネルギーの再利用）

　85℃でも発育する細菌の多くは，高温性酵素を産生します。耐熱性なので，遺伝子増幅（PCR）法などにも利用されます。また，古細菌（archaebacteria），始原菌（archaea），メタン生成菌（*methanogens*）の1つである *Methanobacterium thermautotrophicum*，高度好塩菌（extreme halophiles）の1つである *Hydrogenobacter thermophilus* などが発生するエネルギーを利用する試みも行われています（図4.5）。

8) CO_2 を固定化・除去する微生物

　CO_2 を炭酸同化することで固定化します。藻類，ラン藻類，光合成菌は光合成で，ある種の細菌は化学合成で固定化します。

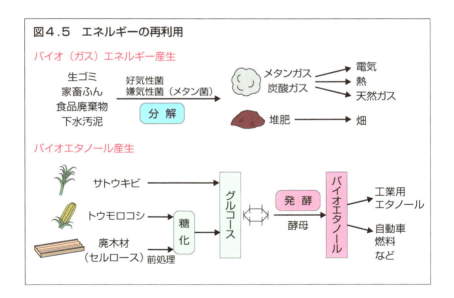

図4.5　エネルギーの再利用

POINT 41

◆微生物の合成したプラスチックは溶けやすい。微生物からとったセルロースは丈夫で長もち。微生物による害虫駆除は効果的で環境にやさしい。微生物の産生するエネルギーはクリーン！　いいことだらけ!!

Chapter 4　微生物とその応用

Stage 42　環境問題と微生物
地球を救うのは結局小さな生き物たちか?

　微生物を利用して汚染物質を分解・処理し，環境問題を解決する試みが行われています。これを**バイオレメディエーション**といいます（図4.6）。

微生物による環境汚染物質の処理

1) 合成洗剤を分解する微生物
　家庭などから流されるABS（アルキルベンゼンスルホン酸ナトリウム）などの洗剤成分を分解します。*Flavobacterium*, *Micrococcus*, *Pseudomonas*, *Candida* 酵母などの微生物が分解します。

2) PCB（ポリ塩化ジフェニル）を分解する微生物
　PCBは絶縁油，熱触媒，潤滑油，可塑剤，溶媒，塗料などに使用され，不完全燃焼により，ダイオキシンを発生します。*Alcaligenes*, *Acinetobacter*, *Arthrobacter* などの菌体表面にPCBが吸着すると，PCBが酸化分解されます。

3) 農薬を分解する微生物
　BHCなど有機塩素系殺虫剤を分解します。*Sphingomonas* やいくつかの嫌気性菌が知られています。

4) 石油・原油を分解する微生物
　芳香族炭化水素（石油，石炭の燃焼より発生，石油ピッチなどに含まれる），アルカン族化合物，シクロアルカン，木材防腐剤（ナフタレンなど）やベンゼンなども分解します。*Pseudomonas*, *Aeromonas*, 白色腐朽菌，糸状菌，酵母などが分解します。*Pseudomonas* はパラフィンやナフタレンも分解します。1989年アラスカで原油が流出する事故が起きました。この時，リンや窒素などを海中に散布することによって石油分解菌を増殖させ，可溶化させたという報告があります。

5) 難分解性プラスチックやセルロースを分解する微生物
　水溶性のポリエチレングリコール，ポリビニルアルコール（化粧，合成

のり，洗剤，クリームなどに使用）や非水溶性のプラスチックを分解します。また，セルロース（堆肥，土壌，草食動物の胃の中に存在）も分解します。*Pseudomonas* や *Trichoderma reesei*（不完全真菌）は，セルロース分解酵素を産生して分解します。

6）赤潮を除く微生物

ラフィド藻類，渦鞭毛藻類，珪藻類などの赤潮の原因となる藻類を捕食し分解します。*Cytophaga*，*Alteromonas*，*Vibrio*，ウイルス様粒子などはラフィド藻類を，*Flavobacterium*，*Alteromonas* などは渦鞭毛藻類を，*Pseudomonas* などは珪藻類を捕食します。

7）悪臭を除去する微生物

悪臭ガス，硫黄酸化物，硫化水素（卵），メチルメルカプタン（タマネギ），硫化メチル（キャベツ），アンモニアなどを除去します。硫黄化合物のすべてを食べる *Thiobacillus*，H_2S を食べる *Xanthomonas*，有機物を炭素源とする *Hyphomicrobium* などが知られています。

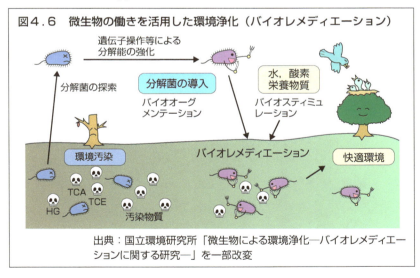

図4.6 微生物の働きを活用した環境浄化（バイオレメディエーション）

出典：国立環境研究所「微生物による環境浄化—バイオレメディエーションに関する研究—」を一部改変

POINT 42

◆微生物は，環境汚染の原因となる合成洗剤，PCB，農薬，原油，有害有機物，排気ガス，赤潮，悪臭ガス，炭酸ガスなどを分解・除去する頼もしい生き物です。

Chapter 4　微生物とその応用

Level Up　抗菌食品の開発

　牛乳中にはラクトフェリン，ラクトパーオキシダーゼ，リゾチームなどが含まれ，大腸菌やブドウ球菌，サルモネラ菌，クロストリジウム菌あるいはロタウイルスなどに対して抗菌・抗ウイルス作用をもつことが報告されています。卵白のリゾチームに抗菌作用があることは，ずいぶん古くから知られていたようです。紀州の華岡青洲は，日本で最初に外科手術（乳ガン）をした医者として有名ですが，その際に卵白を消毒がわりに使用したという記述があります。これらは人間の長い歴史のなかで，生活の知恵として経験的に会得された実用手段であり，多くの食品の長期保存に利用されてきました。

　酸性を呈する食品，たとえば，乳酸菌を利用した発酵乳製品がO157や食中毒菌に殺菌的に働くことが示されています。生成される乳酸などの有機酸がその効果を有します。食酢や酢漬け（酢酸）を利用した殺菌効果の報告もあります。これらの実験から，有機酸の抗菌力は，酢酸＞乳酸＞コハク酸＞リンゴ酸＞酒石酸・クエン酸の順であるといわれます。

　一方，アルカリ性呈示食品としては，こんにゃく，鹹水（かん）や卵白などが知られていますがその食品種はわずかです。一般に，こんにゃくは水酸化カルシウム（卵殻焼成カルシウム）などの溶液中に漬けられ，密封された状態で市販されています。鹹水は，即席めんや中華めんなどに利用されています。こんにゃく液や鹹水が，O157や主な食中毒菌であるサルモネラ菌（SE菌），腸炎ビブリオ菌，有芽胞菌などにきわめて強い殺菌効果をもつことを証明した実験結果があります（実は筆者ですが…!!）。

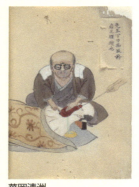

華岡清洲，『奇疾外療図巻　完』より

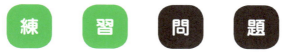

問 正しいものには○，誤っている場合はその箇所を訂正せよ．

1) 食品に利用される細菌として，セレビシア菌（*Saccharomyces cerevisiae*）がある．
2) 醬油，味噌などの食品に利用される酵母として，*Aspergillus oryzae* がある．
3) 納豆には，炭疽菌やセレウス菌，枯草菌などと同じ仲間（属）の *Bacillus natto* が用いられている．
4) 発酵乳，ヨーグルトや乳酸菌飲料には，*Lactobacillus* 属（乳酸菌）であるブルガリア菌やアシドフィルス菌，ビフィズス菌などが用いられている．
5) アミノ酸発酵法により，微生物からグルタミン酸ナトリウムやクエン酸などがつくられ，清涼飲料，防さび，可塑剤，医薬品，化粧品などに利用される．
6) 酵素（加水分解酵素）であるアミラーゼやプロテアーゼは *Bacillus subtilis*（枯草菌）を，ペクチターゼやタカジアスターゼは *Aspergillus* を利用して生産される．
7) インシュリン，ソマトスタチンやステロイドなどのホルモンは，細菌の産生する物質を利用している．
8) ビタミンの多くは合成できないため，微生物を利用した発酵法により生産される．
9) 抗生物質ペニシリンは *Penicillium* から，ストレプトマイシンは *Streptococcus* から抽出される．
10) 自然界の自浄作用や食物連鎖が異常化すると，生物濃縮や富栄養化が起こり，赤潮やアオコの原因となる．
11) 活性汚泥法は，種々の嫌気性細菌，酵母，原生動物，後生動物を利用して，水を浄化する方法である．
12) 微生物農薬（生物学的殺虫剤）は，細菌，ウイルス，カビ類などを利用して，ガ，アリなどの昆虫を駆除することができる．

Chapter 4　微生物とその応用

13) バイオセルロース（バイオセルロース紙やヘッドホンの振動板）は，酢酸菌（*Acetobacter*）によりセルロース結晶化してつくられる。
14) バイオプラスチックは，ラン藻類，水素細菌，窒素固定菌，枯草菌やメタノール資化性菌などを利用してつくられるが，難分解性である。
15) 走磁性細菌は，薬剤キャリアーなどの治療，マイクロセンサー，細胞分離・計測などの診断に応用される可能性がある。
16) 水素産生菌，低温菌，メタン生成菌や高度好塩菌などは，環境汚染物質の可能性を秘めている。
17) 微生物を利用して環境汚染物質を分解・除去することをバイオレメディエーションという。
18) 微生物は，環境汚染の原因ともなる合成洗剤，PCB，農薬，原油，有害有機物などを分解する能力をもっている。
19) 微生物は，排気ガス，悪臭ガス，炭酸ガスなどを分解・除去する能力をもつ。
20) 木材，金属，ガラス，衣類，建物などを腐朽する微生物も存在する。

解　答

1) セレビシアは細菌ではなく酵母。
2) 酵母ではなくコウジカビの一種。
3) ○
4) ビフィズス菌は *Lactobacillus* 属ではない。
5) ○
6) ○
7) 遺伝子組換えなどにより産生している。
8) ビタミンは人工的に合成できるものもある。
9) ストレプトマイシンはストレプトマイセスから抽出。
10) ○
11) 嫌気性細菌ではなく，好気性細菌を利用する。
12) ○
13) ○
14) 難分解性ではなく分解性。
15) ○
16) クリーンエネルギーとして注目。
17) ○
18) ○
19) ○
20) ○

- ☐ 消化器系細菌感染症
- ☐ 消化器系ウイルスおよび原虫感染症
- ☐ 感染型食中毒
- ☐ 毒素型食中毒
- ☐ 呼吸器系細菌性感染症
- ☐ 呼吸器系ウイルス性感染症
- ☐ 発疹や水疱を形成する感染症
- ☐ 接触による感染症
- ☐ 神経系感染症
- ☐ 昆虫が媒介する感染症
- ☐ 人獣共通感染症
- ☐ 性行為感染症
- ☐ ウイルス性肝炎
- ☐ 化膿性疾患・日和見感染・内因感染
- ☐ 眼疾患・がん

Chapter 5
微生物・感染症各論

2012年のWHOの統計によると，感染症による死亡は全死亡の約20％を占め，結核やマラリアでは年間100万〜200万人が死亡したといわれています。マラリアの感染者ともなると世界中に3〜5億人いるともいわれます。本章ではこれら数多くの感染症の実体を紹介したいと思います。

従来の微生物の教科書ですと，形態や染色性などの特徴から微生物を分類して説明するのがふつうですが，本書では，感染症学の面から，すなわち感染経路や臨床症状などから分類を行いました。初学者の方には，微生物の形態などあれこれいってもわかりにくいかもしれません。むしろ，症状別に分けた方が日常的な知識に結びついて理解しやすいのではと考えました。

Chapter 5　微生物・感染症各論

Stage 43　消化器系細菌感染症

口は災いのもと

　日本では感染性胃腸炎の数は毎年100万人以上におよびます。また，食中毒は毎年1000件以上，人数にして2万人以上もの届け出があります。まず，細菌性の消化器系感染症（経口感染症）について紹介します。

コレラ・赤痢・チフスは水に注意

1）コレラ（cholera）

〈原因〉　**コレラ菌**（*Vibrio cholerae*）O1

　　　　＊新型コレラ（O139）も最近発見されています。

〈特徴〉　**軽症エルトール（eltor）コレラ**が主流であり，昔の重症アジア型は少なくなりました。**小川**，**稲葉**，**彦島型**に分類されており，不活化ワクチンがあります。19世紀にはイタリアで14万人の死亡が確認されています。日本でも1858年に「安政のコロリ」とよばれる集団発生があり，江戸だけでも数万人が死亡しました。世界では毎年10～20万人の患者がおり，5000～1万人が死亡しています。

　　　　日本では最近10年間は2ケタ台の発生があります。多くは海外旅行者，輸入食品から侵入します（アジア旅行中は生水・氷に注意！）。河川，沿岸や海水に存在し，患者の糞便や食品からも感染します。**コレラトキシン**により，水溶性（**米のとぎ汁様**）の激しい下痢を起こし（時に20リットル/日），脱水，washer woman's hand（手が洗たくした後のようになる）などの症状を示します。

図5.1　コレラ菌のコロニー（TCBS培地）

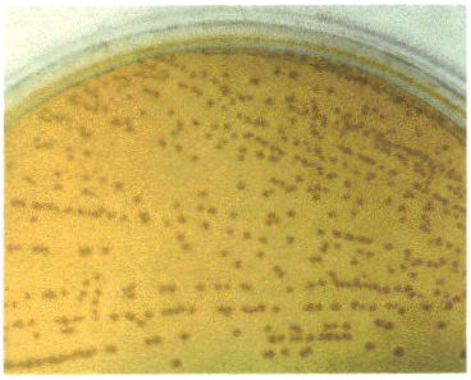

2) 赤痢 (dysentery)

〈原因〉 **赤痢菌**（*Shigella*）には，志賀赤痢菌（*S. dysenteriae*），フレクスナー菌（*S. flexneri*），ボイド菌（*S. boydii*），ソンネ菌（*S. sonnei*）などがあります。**赤痢アメーバ**（*Entamoeba histolytica*）による場合もあります。

〈特徴〉 半数以上は海外旅行感染者ですが，国内例では約 30％ が赤痢アメーバによります。日本では年間約 200 〜 1000 人が感染しています。**ソンネ菌**が多く，軽症患者や保菌者も増加しています。食品／食器／ハエ／ゴキブリ／ネズミなどから感染します。生水・氷にも注意しましょう。症状としては下痢（粘血便，数十回）や腹痛（**しぶり腹**：tenesmus）があげられる病気です。

3) 腸チフス (typhoid fever)・パラチフス

a) 腸チフス菌（*Salmonella typhi*）

〈特徴〉 東南アジアより輸入するのが過半数を占めます。年間 50 人以上の発症者があり，長期保菌者が多いという特徴があります。糞便や尿（血液，胆汁も）によって食品や器具が汚染され，ヒトに感染します。**稽留熱**（39 〜 40℃ が継続）や**バラ疹**，脾腫，白血球減少などを起こし，やがて腸出血，腸穿孔を呈することもあります。血清学的診断として Widal 反応があります。

b) パラチフス菌（*Salmonella paratyphi*）

〈特徴〉 年間 30 〜 40 人前後の患者がいます。東南アジアに旅行して感染するヒトが多く，腸チフスよりも軽症です。

4) その他

乳児ボツリヌス症（Stage46 参照），細菌性食中毒（Stage45，46 参照），ウイルス性食中毒（Stage64 参照），腸管出血性大腸菌感染症（Stage66 参照）などがあります。

POINT 43

◆ 経口感染症を起こす細菌として，コレラ菌，赤痢菌，赤痢アメーバ，腸チフス菌，パラチフス菌，腸管出血性大腸菌，ボツリヌス菌（乳児ボツリヌス症），ピロリ菌，ビブリオ・バルニフィカスなどがいます。

Chapter 5　微生物・感染症各論

Stage 44　消化器系ウイルスおよび原虫感染症
かぜと同じマネをする下痢症ウイルス

　消化器系感染症を起こすのは，細菌ばかりではありません。ウイルスや原虫も経口感染して感染症を起こします。

ウイルスによる消化器系感染症

1）急性灰白髄膜炎（poliomyelitis）
〈原因〉　**ポリオウイルス**（Poliovirus）
〈特徴〉　ポリオともいわれます。患者糞便，咽喉分泌液などから飛沫感染しますが，ハエや下水を介して感染することもあります。不顕性感染が多く，1～2歳に発症者が多い病気です。神経系感染症を起こし，四肢麻痺などの後遺症（**小児麻痺**）を残すこともあります。弱毒生ワクチンがありましたが，最近は不活化ワクチンが使用されています。北アメリカ地域に次いで，平成12年10月，西太平洋地域（日本含む）でも根絶宣言がなされました。

2）コクサッキーウイルス感染症
〈原因〉　コクサッキーウイルス（Coxsackievirus）
〈特徴〉　下痢症の他に**手足口病**，筋痛症，髄膜炎，夏かぜ，**ヘルパンギーナ**，心筋炎などを起こします。

3）エコーウイルス感染症，エンテロウイルス感染症
〈原因〉　**エコーウイルス**（ECHO virus），**エンテロウイルス**（Enterovirus）
〈特徴〉　**夏期下痢症**を起こします（他に夏かぜ，髄膜炎，発疹性疾患も）。

4）その他
　ウイルス性感染症として，腸管アデノウイルス感染症，乳幼児下痢症（ロタウイルス），A型肝炎（A型肝炎ウイルス），E型肝炎（E型肝炎ウイルス）などがあります（Stage55, 64参照）。

原虫による感染症

1) クリプトスポリジウム感染症

〈原因〉 **クリプトスポリジウム原虫**（Cryptosporidium parvum）（胞子虫類）

〈特徴〉 米国では一度に40万人が感染し，約70人が死亡した例があります。日本では，1996年6月，埼玉県内の町営水道の汚染例があり，住民の約9千人（約65％）が下痢を発症しました。年間2ケタ台の発症があります。人獣共通感染症でもあり，ヒトに感染して激しい下痢と腹痛を起こす原因となります。動物の糞便とともに排泄された原虫が食品や飲料水を汚染します。**通常の塩素消毒では死なない**ので注意しましょう。

2) ジアルジア症（giardiasis）

〈原因〉 ランブル鞭毛虫（Giardia lamblia）

〈特徴〉 1675年，顕微鏡を発明したレーウェンフックが自分の便中にはじめて発見し，その後ランブルにより再発見されました。水や食品から感染し，下痢，赤痢様症状，脂肪便症を起こします。

3) その他，トキソプラズマ感染症（Stage54参照）などがあります。

図5.2 ポリオウイルス（左）とクリプトスポリジウム原虫（右）

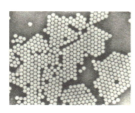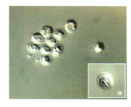

提供：
国立感染症研究所

POINT 44

◆経口感染症の起因ウイルスとして，ロタウイルス，A型肝炎ウイルス，E型肝炎ウイルス，ポリオウイルス，コクサッキーウイルス，エコーウイルス，腸管アデノウイルスがあります。また，その他，原虫として，クリプトスポリジウム原虫，トキソプラズマ原虫，ランブル鞭毛虫などがあります。

Chapter 5　微生物・感染症各論

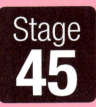

Stage 45 感染型食中毒
サルもビビって寛大に

　食中毒には微生物ばかりでなく自然毒によるものや化学性のものも含まれます（表5.1）。細菌性食中毒には，感染型（感染後生体内で増殖することにより発症）と毒素型（細菌が産生する毒素によるもの）があります。ウイルス性食中毒については，Stage64で述べます。最近は，食中毒と区別のつかない軽症型のコレラや赤痢が出現したり，逆に，経口感染症のタイプを示すノロウイルスやO157が出現するようになりました。

表5.1　食中毒の分類

①細菌性	感染型		サルモネラ，腸炎ビブリオ，キャンピロバクター，病原大腸菌，非O1ビブリオ，腸炎エルシニア
	毒素型	食品内	黄色ブドウ球菌，ボツリヌス菌
		生体内	ウエルシ菌，セレウス菌
②ウイルス性			ノロウイルス，アストロウイルスなど
③自然毒	植物性		キノコ毒，毒草
	動物性		フグ毒，貝毒
④化学性			ヒ素，水銀，カドミウム，洗剤など
⑤その他			アレルギー様食中毒，真菌性，原虫食中毒など

感染型食中毒の種類と特徴

1) サルモネラ菌 (*Salmonella*)

　SE菌（*S. enteritidis*），ネズミチフス菌，ヒナ白痢菌，ブタコレラ菌などの種類が知られています。ほとんどの動物の腸管内に保有（ウマ，ウシなども）されているので，鶏肉，牛肉，豚肉，レバ刺しなどが感染源となります。特に最近増加しているSE菌はニワトリの糞便によって卵が汚染され，卵料理，卵焼，マヨネーズなどから感染します。

2) 腸炎ビブリオ (*Vibrio parahaemolyticus*)

　好塩菌であるため，海水中の**魚介類**が保有しています。刺身，寿司，折

詰弁当，野菜一夜漬（まな板洗浄不足に注意!!）などから感染し，急性胃腸炎症状（嘔吐，下痢，腹痛，発熱）を呈します。**真水に弱い**ので，魚，調理器具（特に魚料理の後）の洗浄が予防効果をもちます。

3）キャンピロバクター（Campylobacter jejuni/coli）

グラム陰性桿菌で，ニワトリ，ウシ，ブタ，家畜，ペットが保菌（特に鶏肉）しています。牛乳汚染や水源汚染からの集団下痢症報告もあります。**潜伏期が比較的長く**（2〜7日），**発熱は必発**です。筋肉痛，関節痛を起こすこともあります。

4）病原大腸菌（enteropathogenic E.coli）

病原大腸菌には，①病原血清型大腸菌（サルモネラ型，急性胃腸炎），②毒素原性大腸菌（コレラ型，水溶性下痢便），③組織侵入性大腸菌（赤痢型，粘血便，潰瘍形成），④腸管付着性大腸菌，⑤**腸管出血性大腸菌**（ただし食中毒とは区別，Stage66参照）などの型があります。いずれも糞便中に常在する大腸菌とは異なります。四季を問わず，種々のものから感染します。輸入感染症，乳児院や産院での感染にも注意しましょう。

5）その他

非O1ビブリオや腸炎エルシニアなどがあります。

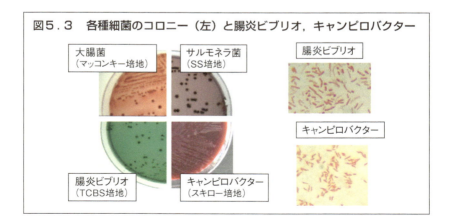

図5.3　各種細菌のコロニー（左）と腸炎ビブリオ，キャンピロバクター

POINT 45

◆細菌性食中毒の感染型には，サルモネラ，腸炎ビブリオ，キャンピロバクター，病原大腸菌，非O1ビブリオ，腸炎エルシニアなど。

Chapter 5　微生物・感染症各論

Stage 46　毒素型食中毒

ブ球菌は没ッリますが，セレンディピティはウエルカム

　毒素型の食中毒は，さらに2つに分けられます。1つは食品内毒素型で，すでに食品の中で菌が増え，毒素が産生されているため，潜伏期が短いのが特徴です。一方，生体内毒素型は汚染食品を摂取し，体内で菌が増えて毒素が産生される場合をいいます。

食品内毒素型

1) 黄色ブドウ球菌 (*Staphylococcus aureus*)

　この菌が産生する**エンテロトキシン**（腸管毒）は121℃，20分でも不活化されません。**テトロドトキシン**（フグ毒）とともに食前加熱が無効な毒素として注意しましょう。ヒトや動物の健康な皮膚や鼻腔，ほこり，下水，糞便に常在し，ヒトや動物に化膿性疾患を起こします。**手指，皮膚に菌が付着しているため，おにぎり**，団子，餅折詰め・仕出し類，お菓子，魚肉練り製品など，手で取り扱う食品を汚染します。**潜伏期は平均3時間と短く**（急菌!?），嘔吐が主症状で，予後良好（軽症例多発）です。

2) ボツリヌス菌 (*Clostridium botulinum*)

　産生される**ボツリヌス毒素**は，80℃，15分で不活化されるため，毒素自体は加熱処理が有効です。ただし**芽胞は耐熱性**なので，煮沸で3〜6時間，あるいは121℃，20分で不活化する必要があります。土壌，動物の糞便，海湖沼の泥などに存在し，飯寿司（いずし）（ニシン等），**魚発酵食品**，輸入キャビア，辛子蓮根，ソーセージ，ハム，野菜・果物の**缶詰**などから発症例がありました。**神経麻痺性疾患**（呼吸困難など）を起こします（死亡率も高い，予後不良）。また，生後1〜6ヶ月の乳児がハチミツを食べて突然死する例もあります（乳児ボツリヌス症）。

生体内毒素型

1) ウェルシュ菌 (*Clostridium perfringens*)

ガス壊疽菌の1つです。**同一容器内で多量につくった食品**から感染することが多く、芽胞をもつため、加熱しても室温に長期保存していると嫌気性条件となり、菌が増殖します。ヒト・動物の糞便、土壌、下水などに分布し、肉や魚介類の煮物、シチュー、カレーライス、中華そばなどから感染します。学校給食など大量供給食品は、ただちに摂取することが重要です。

2)セレウス菌（*Bacillus cereus*）

　腐敗細菌、土壌細菌の1つで、ほこり、汚水などに存在します。生体内毒素型（下痢型、ウェルシュ菌型）は生体内で毒素を産生し、肉類、シチュー、野菜スープ、プリン、生クリームなどが感染源となります。食品内毒素型（嘔吐型、ブドウ球菌型）は食品内で毒素を産生し、チャーハン、ピラフなどの米飯、スパゲティ、焼きそばなどの麺類が原因食となります。

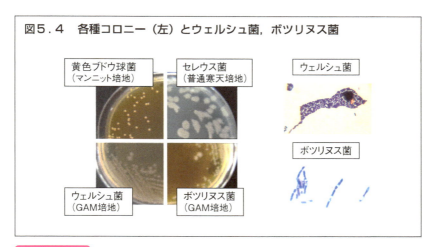

図5.4　各種コロニー（左）とウェルシュ菌、ボツリヌス菌

POINT 46

細菌性・ウイルス性食中毒の番付表と変移

	1990年ころ		2000年ころ		近年	
	東	西	東	西	東	西
横綱	腸炎ビ	サルモ	サルモ	腸炎ビ	ノロ	／
大関	ブ球菌	大腸菌	大腸菌	カンピ	カンピ	サルモ
関脇	カンピ	ウェル	ブ球菌	ノロ	大腸菌	腸炎ビ
前頭	セレウ	ボツリ	ウェル	セレウ	ウェル	セレウ
十両	その他	不明	ボツリ	その他	ボツリ	その他

Chapter 5 微生物・感染症各論

Stage 47 呼吸器系細菌性感染症
樋口一葉，石川啄木，正岡子規の死

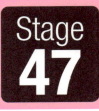

呼吸器感染症は，昔から感染症の中で最も発生率や死亡率の高い疾患です。ヒトが呼吸するかぎり，外から病原微生物が侵入してしまうからです。多くの文学者も，結核によって命を落としてきました。

1）肺結核（pulmonary tuberculosis）

〈原因〉結核菌（*Mycobacterium tuberculosis*）

〈特徴〉毎年3～5万人もの人がかかる病気です。免疫力の低下した高齢者ほどこの病気にかかります。近年，日本での死亡数は減少しており，死亡率も低下しているものの，欧米と比べるとなお高い率です。世界では年間200万人以上がかかっています。咳が必発でひどくなると喀血し，時に脊椎結核，腸結核，髄膜炎を起こします。最近，院内感染が問題になっています。生後6ヶ月までに必ずBCGを受けてください。結核菌は増殖が遅く，コロニーができるまで2～3週間かかるため，小川培地（図5.5）という特殊な培地を用います。

2）百日咳（pertussis）

〈原因〉百日咳菌（*Bordetella pertussis*）

〈特徴〉小児に感染の多い病気です。カタル期には発熱，痙咳期にはけいれん性の咳，笛声を示します。治療には成分ワクチン（DPTとして）を用います。

3）ジフテリア（diphtheria）

〈原因〉ジフテリア菌（*Corynebacterium diphtheriae*）

〈特徴〉上気道粘膜疾患で，咽頭に偽膜を形成するのが特徴です。近年，発症は激減しています。トキソイドワクチン（DPTワクチン）は予防に，抗毒素血清は治療に用います。

4）原発性異型肺炎（マイコプラズマ肺炎，primary atypical pneumonia = PAP）

〈原因〉マイコプラズマ（*Mycoplasma pneumoniae*）

〈特徴〉10〜30代の若年成人に，小集団内で流行を起こします。かつては4年周期でオリンピック開催年に大きな流行をくり返してきたため，オリンピック病と呼ばれていました。この数年は散発的な流行が多くみられ，2000年以降その発生数はなかなか減りません。咽頭痛からはじまり，乾いた咳（夜間に頑固で激しい咳），39℃以上の高熱，胸痛を伴います。

5）細菌性肺炎

〈原因〉インフルエンザ菌，肺炎桿菌（クレブジエラ菌），肺炎球菌，黄色ブドウ球菌，レンサ球菌，緑膿菌，モラクセラ菌など。

〈特徴〉インフルエンザ菌b型莢膜株はHibと呼ばれ，乳幼児に髄膜炎を引き起こすことで知られています。最近，ワクチンとしてHibワクチン，肺炎桿菌ワクチンが実用化されるようになりました。

図5.5　（左）結核菌（抗酸菌染色），（中央）小川培地，（右）マイコプラズマ

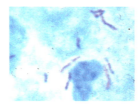

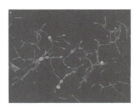

提供：国立感染症研究所

memo　インフルエンザ菌の名前の由来

インフルエンザが大流行した際，ドイツのファイフェルと北里柴三郎が，患者の鼻咽頭から発見したので，インフルエンザの原因と考えられていました。その後，インフルエンザの原因がウイルスであるということがわかりましたが，名前はそのまま残されました。

POINT 47

◆結核菌，百日咳菌，ジフテリア菌の他にも肺炎桿菌，肺炎球菌，インフルエンザ菌，黄色ブドウ球菌，レンサ球菌，緑膿菌などが肺炎を起こします。また，マイコプラズマは原発性異型肺炎を起こします。

Chapter 5　微生物・感染症各論

Stage 48　呼吸器系ウイルス性感染症
かぜがなくならないわけは？

　呼吸器（気道）感染症には，細菌性のもの（Stage47 参照）の他にウイルスによって起こるものがあります。

1）インフルエンザ（influenza）
〈原因〉**インフルエンザウイルス**（Influenza virus）A，B，C 型

〈特徴〉赤血球凝集素（H）およびノイラミニダーゼ（N）により型別されます（例：H1N1，H2N2）。約 10 年ごとの HA，NA 抗原変異（**不連続変異**）により大流行が起こるともいわれています（表 5.2）。ヒポクラテスの時代から記載がありますが，18 〜 19 世紀ころ，アジア〜ロシア〜欧州へ伝播され，大流行が起こるようになりました。スペインかぜ（第 1 次大戦ころ）では 2000 〜 4000 万人が死亡したといわれています。多価・成分ワクチンがありますが，型により効果が左右されます。

2）かぜ（普通感冒）（common cold）
〈原因〉ライノウイルス（Rhinovirus），**コロナウイルス**（Coronavirus）など

〈特徴〉ヒトは年に 5 回かぜをひく？といわれていますが，ライノウイルスともなると 200 型以上あり，ひととおり感染し免疫ができるのに 40 年以上かかる計算になります。かぜがなくならないわけです。

3）夏かぜ
〈原因〉**アデノウイルス**（Adenovirus）など

〈特徴〉急性気道疾患（新兵熱，軍隊熱）を起こします。他に，咽頭結膜熱（プール熱），流行性角結膜炎などを起こします（Stage57 参照）。

4）RS ウイルス感染症
〈原因〉**RS ウイルス**（Respiratory（＝呼吸器の）syncytial virus）

〈特徴〉かぜ症候群（気管支炎）の 1 つ。主に冬期に流行し，高齢者や小児・乳児には重症傾向を示し，しばしば肺炎を起こします。

5）その他

コクサッキーウイルス（Stage44参照），エコーウイルス（Stage44参照），パラインフルエンザウイルス感染症，SARS（Stage71参照），高病原性鳥インフルエンザ（Stage70参照）などがあります。

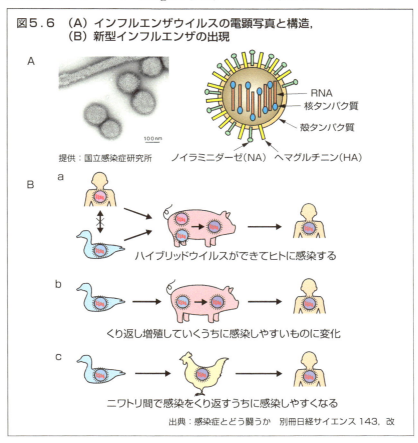

図5.6 （A）インフルエンザウイルスの電顕写真と構造，（B）新型インフルエンザの出現

出典：感染症とどう闘うか　別冊日経サイエンス143，改

表5.2　インフルエンザの大流行

1918年～	1957年～	1968年～	1977年～
スペインかぜ	アジアかぜ	ホンコンかぜ	ソ連かぜ
（H1N1）	（H2N2）	（H3N2）	（H1N1）

POINT 48

◆呼吸器系感染症の起因ウイルスとして，インフルエンザ，ライノウイルス，コロナウイルス，アデノウイルス，RSウイルスなどがあります。

Chapter 5　微生物・感染症各論

Stage 49　発疹や水疱を形成する感染症
昔の親は自分で診断できた

　皮膚や粘膜に発疹を呈する疾患があります。昔の人は発熱や発疹の出現時期や経過をみただけで，麻疹や風疹を見分けることができたそうです。

1）麻疹（measles）
〈原因〉　**麻疹ウイルス**（Measles virus）
〈特徴〉　潜伏期は10日。口腔内に**コプリック斑**がみられ，発熱しますが，一度解熱したのち発疹と同時に再発熱が起こります。時に脳炎，異型肺炎を併発することもあります。弱毒生ワクチンで激減しましたが，予防接種対象年齢以前（1歳以内）に発症したり，成人麻疹が多発することもあります。

2）風疹（rubella）
〈原因〉　**風疹ウイルス**（Rubella virus）
〈特徴〉　潜伏期は14日。「三日麻疹（麻疹と類似だが軽度）」ともいわれますが，発疹症，脳炎を伴うこともあります。**先天性風疹症候群**は妊娠初期に初感染した場合に起こり，胎児の心奇形，白内障，難聴，肝炎などを起こします。弱毒生ワクチンは幼児男女に接種します。

3）水痘・帯状疱疹（varicella-zoster）
〈原因〉　**水痘・帯状疱疹ウイルス**（Varicella-zoster virus：VZV，HHV-3）
〈特徴〉　潜伏期は14日。子供には**みずぼうそう**（水痘）を起こします。脊髄後根に潜伏感染し，成人になって**回帰感染**することもあります。この場合，知覚神経に添ってウイルスが増殖するので**帯状疱疹**といわれます。弱毒生ワクチンがあります。

4）単純ヘルペス（単純疱疹）（herpes simplex）
〈原因〉　**単純ヘルペスウイルス1型**（Herpes simplex virus type 1：HSV-1）
〈特徴〉　唾液や産道から感染します。潜伏感染もみられます。初感染にて歯肉口内炎，ヘルペス湿疹を起こしたのち，三叉神経節に潜伏感

染し，回帰感染にて口唇ヘルペス，角膜ヘルペスを起こします。

5）伝染性紅斑（erythema infectiosum）
〈原因〉パルボウイルス（Parvovirus B19）
〈特徴〉リンゴ病（ほっぺたがりんごのように赤くなる，蝶形紅斑）を起こします。体幹の発疹は網目状となります。

6）突発性発疹症（exanthema subitum）
〈原因〉ヒトヘルペスウイルス 6,7（Human herpesvirus 6,7：HHV-6, -7）
〈特徴〉突発的に発熱し，解熱とともにバラ疹がみられます。生後6〜12ヶ月で発症（HHV-6），あるいは2〜4歳で発症（HHV-7）します。

表5.3　発疹性疾患の特徴

	平均潜伏期	発症と発疹の出現	発疹出現部位	発疹の特徴
麻疹	10日	2〜3日のち	顔→体幹→四肢	紅斑→色素沈着
風疹	14日	同時	顔→体幹→四肢	小紅斑丘疹
水痘	14日	同時	ほぼ同時に全身	紅斑→丘疹→水疱
帯状疱疹	回帰感染	同時	脇腹，顔の一部に帯状	
単純ヘルペス	回帰感染	同時	口唇など	水疱
伝染性紅斑	7日	7〜9日	頬→体幹→四肢	りんご様
突発性発疹症	10日	3〜4日	多様	消退はやい
手足口病	5日	同時	四肢，口腔	水疱

※丘疹：小さな限局性のかたい丘状隆起で，表皮や真皮の病変のことをいう。
　痂皮：かさぶた。

図5.7　（左）麻疹ウイルス，（右）風疹ウイルス

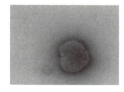
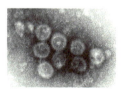

提供：広島市衛生研究所　　提供：国立感染症研究所

POINT 49

◆上の表をよく見ておきましょう。

Chapter 5 微生物・感染症各論

Stage 50 接触（経皮，粘膜，創傷）による感染症
スキンシップも大事だけど

　ヒトとヒトとの接触，あるいは創口から感染する疾患を紹介します。ウイルス性，真菌性のものは子供同士の接触で感染することが多いようです。

1）破傷風（tetanus）

〈原因〉**破傷風菌**（*Clostridium tetani*）

〈特徴〉土壌（「公園デビュー」や畑仕事）から，創傷感染します。太鼓バチ状の芽胞を形成する嫌気性菌です。強直性けいれんを起こす神経毒（テタノスパスミン）を産生します。日本では散発的ですが，世界では年間100万人が死亡（うち新生児90%）するといわれています。死亡率は70%で，**トキソイド**（DPT，DP）による予防と，ヒト免疫グロブリンによる早期治療が重要です。

2）ガス壊疽（gas gangrene）

〈原因〉**ウェルシュ菌**（*Clostridium perfringens*），悪性水腫菌（*C. septicum*），気腫疽菌（*C. chauvoei*），ノーヴィ菌（*C. novyi*）などの有芽胞菌。

〈特徴〉土壌，ほこりなどから感染し，外傷部の炎症，悪臭ガス発生などを示します。外科的切除・切断（戦争中は四肢を切断したり，命を落とすことが多かった）をするケースもあります。多価血清療法があります。ウェルシュ菌は食中毒も起こします（Stage46参照）。

3）ハンセン病（Hansen's disease, leprosy）

〈原因〉**らい菌**（*Mycobacterium leprae*）

〈特徴〉らい腫型と類結核型があります。治療法の確立により，完全治癒可能となり，患者は減少しました。世界には500〜1000万人の患者がいるといわれています。90%以上が療養所に収容され，患者は高齢化しています。国立療養所への強制入所や患者の外出制限などは廃止されましたが，必要な療養所や福祉施設は存続しています。

4）伝染性軟属腫（molluscum contagiosum）

〈原因〉 **伝染性軟属腫ウイルス**（Molluscum contagiosum virus）

〈特徴〉 いぼの一種で，子供間の接触によることが多い病気です。

5）手足口病（hand, foot and mouth disease）

〈原因〉 **コクサッキーウイルス**（Coxsackievirus），他にエンテロウイルス（Enterovirus）なども。

〈特徴〉 手，足，口に痛みのある水疱を形成します。ヘルパンギーナ（herpangina），心筋炎，筋痛症なども起こします。経口感染もみられます。

6）皮膚糸状菌症（dermatophytosis）

〈原因〉 皮膚糸状真菌類（*Dermatophyte*）に属する *Trichophyton*, *Microsporum* などによる。

〈特徴〉 インキン，タムシ，ミズムシ，白癬の原因となります。

7）カンジダ症（candidiasis）

〈原因〉 **カンジダ真菌**（*Candida albicans*）

〈特徴〉 内因感染として，口腔カンジダ症（鵞口瘡）や膣カンジダ症（Stage54参照），おむつかぶれ，湿疹などを起こします。

8）その他

トラコーマ封入体結膜炎（Stage57参照），単純疱疹，レンサ球菌感染症，ブドウ球菌感染症，アクチノミセス症などがあります。

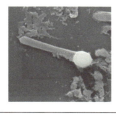 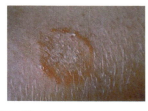

図5.8 （左）破傷風菌，（右）腕に生じたタムシ（皮膚糸状菌の感染）

提供：
（左）国立感染症研究所
（右）Wikipedia

POINT 50

◆傷口から感染を起こすものとして，破傷風菌，ガス壊疽菌，接触により感染するものとして，らい菌，伝染性軟属腫ウイルス，コクサッキーウイルスなどがあります。

Chapter 5 微生物・感染症各論

Stage 51 神経系感染症（髄膜炎・脳炎）

脳あるブタはウイルス隠す

　微生物によって神経系がおかされる感染症として，髄膜炎と脳炎があります。髄膜炎とは，脳髄膜または脊髄膜の炎症をいいます。症状として，持続性の頭痛，発熱，頂部（うなじ）硬直などがみられ，髄液細胞が増加します。脳炎とは，化膿を伴わない脳実質の非限局性の炎症をいい，発熱，意識障害，けいれんなどがみられます。両者を合わせた髄膜脳炎を起こすこともあります。脳炎の多くは特定のウイルスによって起こります。

髄膜炎

1）細菌性髄膜炎（化膿性髄膜炎：bacterial meningitis）
〈原因〉ブドウ球菌，肺炎レンサ球菌，緑膿菌，インフルエンザ菌，リステリア菌（*Listeria monocytogenes*）など

〈特徴〉髄液が細菌によって混濁するため，すぐにわかります。髄膜炎から敗血症や脳炎に移行することもあります。

2）無菌性髄膜炎（abacterial meningitis, aseptic meningitis）
〈原因〉結核菌，クリプトコッカス真菌，コクサッキーウイルス，エコーウイルス，ヘルペスウイルス，流行性耳下腺炎ウイルスなど

〈特徴〉髄液は透明で異常がわかりにくく，無菌性という名称の由来となっています。細菌性髄膜炎と同様の症状を起こします。

3）流行性脳脊髄膜炎（meningococcal meningitis）
〈原因〉髄膜炎菌（*Neisseria meningitidis*）

〈特徴〉年間に10〜20人程度の発症者がみられます。髄膜炎菌は淋菌と同属で，グラム陰性の双球菌です。ヒトに病原性をもつグラム陰性球菌はこの2つだけですので，覚えておきましょう。

4）新生児髄膜炎（neonatal meningitis）
〈原因〉リステリア菌，大腸菌，B群レンサ球菌など。

〈原因〉出産時の産道感染が原因と考えられています。

脳炎

1) 日本脳炎（japanese encephalitis）
〈原因〉**日本脳炎ウイルス**（Japanese encephalitis virus）
〈特徴〉コガタアカイエカが媒介します。**ブタが増幅動物**となるので，ブタの抗体調査をすると流行をあらかじめ予測することができます。不顕性感染が多いといわれ（発症は1000人に1人），西日本に多く，60歳以上に多発します。定期予防接種により減少しました。

2) 黄熱（yellow fever）
〈原因〉**黄熱ウイルス**（Yellow fever virus）
〈特徴〉熱帯シマカにより媒介されます。日本にはありませんが，世界では患者数200人，死亡100人ほどといわれています。検疫伝染病で弱毒生ワクチンがあります。

3) 狂犬病（rabies）
〈原因〉**狂犬病ウイルス**（Rabies virus）
〈特徴〉イヌやオオカミなどの咬傷により感染します。発症すれば100%死亡します。日本ではイヌの登録とワクチン接種が義務づけられており，保有するイヌはいないといわれていますが，ネコ，アライグマ，キツネ，マングースなどの動物もウイルスを保有するといわれているため，検疫強化をしないと外国から侵入する可能性があります。脳にネグリ小体（好エオジン性封入体）が出現し，神経錯状を呈します。発症すると知覚過敏となり，筋肉がけいれんし，よだれを垂らします。さらに，嚥下時に苦痛を伴うため，狂水病（水をみただけで恐がる）ともいわれます。

4) その他
デング熱／出血熱（タイ出血熱）（Stage61参照），ウエストナイル脳炎／熱（Stage61参照）があります。

5) slow infection
潜伏期がきわめて長い感染症で，SSPE（亜急性硬化性全脳炎：麻疹ウイルスが長期の潜伏期ののちに発症する）やPML（進行性多巣性白質脳症）などがあります。プリオン病もこのうちの1つです。

Chapter 5　微生物・感染症各論

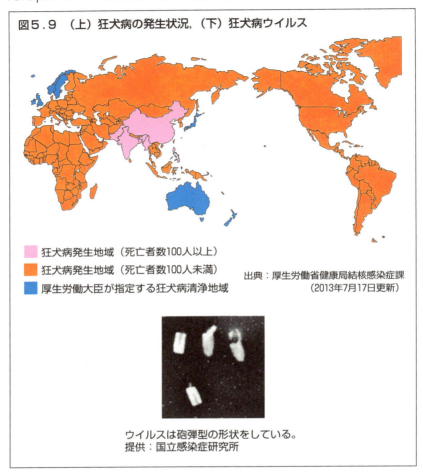

図5.9　（上）狂犬病の発生状況，（下）狂犬病ウイルス

■ 狂犬病発生地域（死亡者数100人以上）
■ 狂犬病発生地域（死亡者数100人未満）
■ 厚生労働大臣が指定する狂犬病清浄地域

出典：厚生労働省健康局結核感染症課
（2013年7月17日更新）

ウイルスは砲弾型の形状をしている。
提供：国立感染症研究所

POINT 51

◆細菌性髄膜炎は，髄膜炎菌，リステリア菌，いくつかの日和見感染性菌によって起こります。無菌性髄膜炎は，結核菌や真菌，いくつかのウイルスによって起こります。
◆日本脳炎は，アカイエカ，ブタが増幅動物です。黄熱は熱帯シマカが，狂犬病はイヌ，オオカミ，アライグマ，ネコなどが保有します。

Level Up 母乳は最高の健康食品

　乳酸菌の抗菌効果については，数多くの報告があります。乳酸菌にはビフィズス菌と同様に，生体にとっていくつかの重要な働きをもつことが注目されています。これらの菌はヒトの腸管に生息しており，大腸菌や嫌気性菌などをコントロールし，腸内のバランスをとる役目をします。すなわち，ビタミン（B_2，B_6，B_{12} など）を合成し，消化吸収を助け，腸内の腐敗産物の生成を抑制するのです。

　また，ビフィズス菌には粘膜免疫を活性化し，IgA 抗体の産生を促す作用のあることが証明されています。ビフィズス菌は腸絨毛の IgA 産生細胞を増加させ，胆汁，血清，小腸内容物中にも IgA を分泌促進する作用があります。これらの分泌型抗体は，食品中や腸管内の外来病原体と結合して，体内への侵入・定着・増殖・吸収などを防いでいます。たとえば，ビフィズス菌（熱死菌体でも可）がロタウイルスに対する IgA 抗体の産生を促し，ロタウイルスの感染を阻止したり，下痢発症を減少させることができたという報告があります。

　母乳にはこのビフィズス菌を促進させるビフィズス因子が含まれるといわれています。母乳には移行抗体 IgG も含まれ，種々の感染防御免疫にも関与していますし，異物である牛乳とは異なり，アレルギーの可能性もほとんどありません。母乳はこの世で最高の健康食品といわれるゆえんですね。

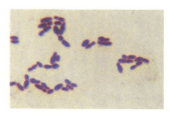

ビフィズス菌

Chapter 5　微生物・感染症各論

Stage 52　昆虫が媒介する感染症

ナポレオンの野望を打ち砕いた微生物とは？

　ダニ，シラミ，ノミ，カなどの昆虫が微生物を保有し，ヒトを刺したり（唾液から），脱糞（傷口から）することにより感染することがあります。感染を予防するには，これらの媒介昆虫（ベクター）を駆除することが重要です。

1）つつが虫病（scrubtyphus, tsutsugamushi disease）

〈原因〉**ツツガムシリケッチア**（*Orientia tsutsugamushi*）

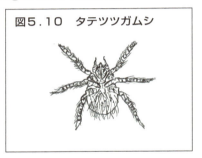

図5.10　タテツツガムシ

〈特徴〉古典型アカツツガムシ（つつがなく元気のよい，の語源になったダニで，東北地方の夏場に多い）に変わり，最近は新型フトゲツツガムシ，タテツツガムシが全国的に増加（春～秋）しています。刺し口が明瞭で全身のリンパ節が肥大します。

2）発疹チフス（epidemic typhus, typhus fever）

〈原因〉**発疹チフスリケッチア**（*Rickettsia prowazekii*）

〈特徴〉コロモシラミの脱糞によって感染します。全身の発疹と発熱を引き起こします。現在，日本にはありません。戦争中（悪い環境条件）に大流行する傾向があり，ナポレオンのロシア遠征の際には兵士8万人が死亡したといわれます。一次大戦までに200～300万人が命を奪われています。

3）発疹熱（endemic typhus）

〈原因〉**発疹熱リケッチア**（*R. mooseri/typhi*）

〈特徴〉ノミが媒介します。日本にもときどきみられます。

4）日本紅斑熱（japanese spotted fever）

〈原因〉紅斑熱リケッチア（*R. japonica*）
〈特徴〉ダニが媒介し，日本でも発症がみられるようになりました。ロッキー紅斑熱と類似しています。

5）Q 熱（Q fever）
〈原因〉Q 熱コクジエラ（*Coxiella burnetii*）
〈特徴〉ダニが媒介しますが，ほこり，乳，牛肉からも感染します。イヌ，ネコが保有しているといわれ，最近日本でも発症がみられています。間質性肺炎を起こします。

6）ライム病（lyme disease）
〈原因〉ボレリア・フルグトルフェリ菌（*Borrelia burgdorferi*）
〈特徴〉マダニが媒介し，遊走性紅斑を起こします。米国では年間2万人の患者がいます。野外レジャーの普及によって増加したともいわれ，シカ，ネズミも保有しています。日本ではありませんが，類似の疾患に回帰熱（relapsing fever, recurrent fever）があります。回帰熱ボレリア（*B. recurrentis*）が原因でシラミが媒介します。

7）マラリア（malaria）
〈原因〉マラリア原虫（*Plasmodium vivax/malariae/falciparum/ovale*）
〈特徴〉ハマダラカが媒介します（Stage10，図1.15参照）。日本には常在しませんが，輸入感染例があります。世界（100ヶ国）では3〜5億人の患者がおり，100〜200万人が死亡しているといわれます。温暖化により疾患が広がっています（Stage61参照）。アジアでは三日熱マラリア，アフリカでは熱帯熱マラリアを引き起こします。

POINT 52

- ◆ダニ　：ツツガムシリケッチア，日本紅斑熱リケッチア，Q熱コクジエラ，ライム病ボレリア，野兎病菌
- ◆シラミ：発疹チフスリケッチア，回帰熱ボレリア
- ◆ノミ　：発疹熱リケッチア，ペスト
- ◆カ　　：マラリア原虫，日本脳炎ウイルス，黄熱ウイルス，デング熱ウイルス，ウエストナイル脳炎ウイルス，糸状虫

Chapter 5　微生物・感染症各論

Stage 53　人獣共通感染症

ヒトも動物もみな兄弟

人獣共通感染症はペットや家畜，野生動物とヒトの間で相互感染します。

ヒトと動物とのコラボレーション

1）レプトスピラ症（leptospirosis）
〈原因〉 数種の**レプトスピラ**（*Leptospira interrogans*）

〈特徴〉 発熱・黄疸と出血傾向を伴い，腎不全にいたります（死亡率は5～15％）。ネズミ，イヌ，ブタ，ウシなどの動物の尿への接触や汚染された上下水を介して感染します。このうち，**黄疸出血性レプトスピラ症**（Weil病，ワイル病）は *L. interrogans* serovar *icterohaemorrhagiae* により起こり，ネズミの尿から経皮（接触）感染します（イヌの尿などからもイヌのレプトスピラが感染する）。同様の疾患である**秋疫**は，*L. interrogans* serovar *autumnalis/australis* などによって起こります。

2）ネコひっかき病（cat-scratch disease）
〈原因〉 **バルトネラ菌**（*Bartonella henselae*）

〈特徴〉 ネコのひっかき傷によって感染し，リンパ節腫脹・発熱をともないます。米国では年間2万人が感染しています。

3）鼠咬症（rat-bite fever）
〈原因〉 **スピリルム菌**（*Spirillum minus*）

〈特徴〉 ネズミにかまれて発症します。発熱し，咬傷部位に腫脹や潰瘍がみられます。モニリホルム菌によって起こることもあります。

4）野兎病（tularemia）
〈原因〉 **野兎病菌**（*Francisella tularensis*）

〈特徴〉 野ウサギの肉，血液，ダニ咬傷で感染します。悪寒，発熱，局所壊死，肺炎症状，チフス様症状，敗血症様症状などを呈します。

5）波状熱（brucellosis）

〈原因〉ブルセラ菌（*Brucella abortus* など）
〈特徴〉ウシ，ブタが保有し，経皮，経口（牛乳や肉）感染します。

6）パスツレラ症（pasteurellosis）
〈原因〉パスツレラ・マルトシダ菌（*Pasteurella multocida*）
〈特徴〉イヌ，ネコの口より感染することがあります（咬傷，唾液）。日和見感染の１つでもあります。

7）オウム病（psittacosis）
〈原因〉オウム病クラミディア（*Chlamydia psittaci*）
〈特徴〉愛玩鳥の糞，羽毛，くちばし（kissing disease）から感染し，肺炎を起こします。

8）その他
狂犬病，サル痘，Q熱，ペスト，ハンタウイルス感染症，サルモネラ症，キャンピロバクター症，つつが虫病，日本脳炎，クリプトコッカス症，トキソプラズマ症，炭疽などがあります。

図5.11 （左）病原性レプトスピラ，（右）オウム病クラミディアの電顕像
（a：基本小体，b：網様体，c：中間体）

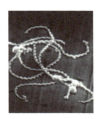 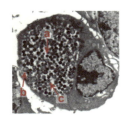

提供：国立感染症研究所

POINT 53
◆イヌ：イヌレプトスピラ，パスツレラ菌，狂犬病ウイルス
◆ネコ：バルトネラ菌（ネコひっかき病）
◆ウサギ：野兎病菌
◆オウム：オウム病クラミディア
◆ウシ：ブルセラ菌，リステリア菌，炭疽菌
◆ウマ：ボルナ病ウイルス
　いっぱいあって大変という人は，狂犬病，ネコひっかき病，野兎病菌，鼠咬症，オウム病と動物の関係くらいは覚えてね。

Chapter 5　微生物・感染症各論

Stage 54　性行為感染症

すっぱりと治りましたと鼻が落ち（江戸の川柳）

　性行為感染症（sexually transmitted diseases：STD）とは，主に性行為により感染するものをいいます。これらは胎児や新生児への垂直感染の原因ともなります。

ピンポン玉のように感染するSTD

1）梅毒（syphilis）

〈原因〉**梅毒トレポネーマ**（*Treponema pallidum*）

〈特徴〉性行為の多様化により，口腔感染などもあります。1期（3週）では，潰瘍（硬性下疳，無痛性腫脹，痛みがない）が出現しますが，やがて消失し，2期（3ヶ月）になると発疹（バラ疹）が出現し，これもやがて消えます。3期（3年）になるとゴム腫が出現し，ここまでくると（鼻などの）組織が破壊され，後遺症が残ります。やがて4期には神経麻痺を起こします。先天性梅毒もあります。ワッセルマン反応，蛍光抗体法などの診断法があります。

2）淋病（gonorrhea）

〈原因〉**淋菌**（*Neisseria gonorrhoeae*）。

〈特徴〉双球菌の一種です。排尿時激痛，尿道炎，子宮頚管炎を起こします。難治性淋病（ペニシリン耐性）が問題となっています。産道感染により新生児結膜炎を起こすこともあるので，出産時に点眼で予防することが行われています。

3）性器（陰部）クラミディア症（genital chlamydiasis）

〈原因〉**トラコーマ・クラミディア**（*Chlamydia trachomatis*）

〈特徴〉現在多発しており，健康青年の5〜20%が保有（ある地区の風俗関係者で95%以上保有という報告もある）しているといわれます。尿道炎，子宮頚管炎，新生児封入体結膜炎，乳幼児肺炎，中耳炎なども起こします。

4) 性器（陰部）ヘルペス（genital herpes）

〈原因〉 **単純ヘルペスウイルス2型**（Herpes simplex virus type 2：HSV-2）

〈特徴〉 初感染で陰門膣炎を起こします。その後，ウイルスは仙骨神経節に潜伏し，回帰感染として生殖器ヘルペス，子宮頸癌を起こします。

5) 尖圭コンジローマ（condyloma acuminatum）

〈原因〉 **パピローマ：乳頭腫ウイルス**（Papilloma (wart) virus）

〈特徴〉 疣ぜい（米粒大のいぼ），カリフラワー様塊が出現します。子宮頸がんの原因にもなります。産道感染により，新生児咽頭炎を起こすこともあります。

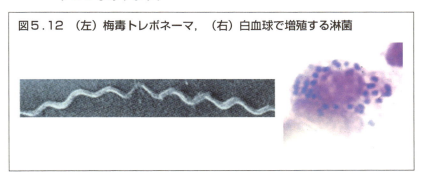

図5.12 （左）梅毒トレポネーマ，（右）白血球で増殖する淋菌

6) 膣カンジダ症（candidiasis/candidosis vaginitis）

〈原因〉 **カンジダ真菌**（*Candida albicans*）

〈特徴〉 膣炎，かゆみがみられます。男性は不顕性感染が多いので，ピンポン感染を起こしやすい病気です。

7) 膣トリコモナス症（trichomoniasis vaginitis）

〈原因〉 **トリコモナス原虫**（*Trichomonas vaginalis*）

〈特徴〉 膣炎，かゆみ，生理不順，膿汁などがみられます。男性は不顕性感染が多いのでピンポン感染を起こしやすい病気です。

先天性感染症

1) サイトメガロウイルス感染症

〈原因〉 **サイトメガロウイルス**（Cytomegalovirus：CMV，HHV-5）

〈特徴〉 経胎盤感染により，胎児の黄疸，肝膿瘍，小頭症，心奇形，脳内石灰化を起こし，（先天性）**巨細胞封入体症**，先天性奇形の原因

となります。産道感染，不顕性感染，日和見感染もあります。

2) トキソプラズマ感染症（toxoplasmosis）

〈原因〉 トキソプラズマ原虫（*Toxoplasma gondii*）

〈特徴〉 ネコの糞便から排泄された原虫が砂場や土壌を汚染し，幼児や子供に感染します。豚肉やラム肉から感染することもあります。昔から，「妊娠したらペットを飼うな」といわれますが，この原虫が流産や先天性奇形の原因になるからです。

3) その他，梅毒，風疹（Stage49 参照）などがあります。

唾液腺感染症

1) 流行性耳下腺炎（epidemic parotitis, mumpus）

〈原因〉 ムンプスウイルス（Mumpus virus）

〈特徴〉 潜伏期は14日。おたふくかぜ（耳下腺がはれるため）ともいわれます。成人初感染の場合は，不妊（精巣炎，卵巣炎），髄膜炎，膵炎，心筋炎の原因ともなるので注意!!

2) その他，サイトメガロウイルスも唾液腺に感染します。

図5.13 （左）単純ヘルペスウイルス感染細胞の巨大細胞化 （右）カンジダ

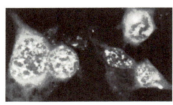
提供：平井完二氏

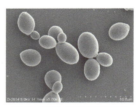
提供：国立感染症研究所

POINT 54

◆ STDを起こすものには，淋菌，軟性下疳菌，梅毒トレポネーマの細菌にはじまり，トラコーマ・クラミディア，単純ヘルペスウイルス，乳頭腫ウイルス，カンジダ真菌，トリコモナス原虫などなど…こんなにあってヒトも大変だ！と思ったら，B型肝炎ウイルス，HIV，HTLV，サイトメガロウイルス，EBウイルスなどもあるといいます。

column ジェンナーの伝記

「ジェンナーは周囲の批判に屈することなく，志を堅くし，まずわが子に牛痘を接種し，種痘法の道を切り開いた」と，かつての教科書には美談としてとりあげられていました。ただ，その中にはいくつかの謎や誤解が含まれていたようです。大阪大学名誉教授の加藤四郎先生は現地まで赴き，当時の論文や資料をいろいろ調査し，その謎の解明にあたりました。その結果，最初に牛痘を接種したのはわが子ではなかったこと，わが子に接種したのは（伝記に書かれている）牛痘や豚痘ではなく，小痘瘡（弱毒の痘瘡）であったことなどを突きとめました。先生は「美談にありがちなことではあるが，それはさほど問題ではない。ウイルス学はもとより，微生物学や免疫学という概念のまったくない時代に，優れた観察力とその的確な行動力には感嘆せざるをえない」と語っています（加藤四郎，種痘をめぐって，臨床ウイルス学会誌）。当時，ジェンナーの行為や論文（1798年）は，ほとんど認められなかったようです。それどころか「気がふれている」とさえいわれ，牛痘を投与された人の頭から角が生えている風刺画まで書かれる始末でした。彼の功績が日の目をみるには，それから約80年後，パスツールがワクチンの概念を確立するまで待たなければならなかったのです。我々も「批判に屈することなく，志を堅く」が必要なのかもしれませんね。

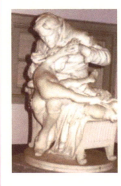

わが子に種痘するジェンナーの大理石像
Giulio Monteverde 作
（Italy, Genoa, Palazzo Bianco 美術館蔵）
加藤四郎（阪大名誉教授）撮影

Chapter 5　微生物・感染症各論

Stage 55　ウイルス性肝炎

人を救うはずの献血が…

　ウイルス性肝炎は，現在のところA～G型までが知られていますが，未知の感染ウイルスによるものがあるともいわれています。

血が恐ろしいのはBとC

1) A型肝炎（hepatitis A）

〈原因〉**A型肝炎ウイルス**（Hepatitis A virus：HAV）

〈特徴〉糞便により，井戸水，排水，食品（魚介類，生野菜）などが汚染され，経口感染，家族内，施設内感染を起こします。特に，**貝類（カキやアサリ）**の不十分な加熱によって感染することが知られています。ただし，血液からは感染しません。予後良好で，キャリアー・慢性化・劇症肝炎はないか，もしくはまれです。潜伏期は平均30日程度で，食欲不振，悪心，嘔吐，発熱，頭痛，腹痛などを呈します。続いて黄疸を発症し，疲労感が継続します。静養により数十日で自然治癒します。

2) B型肝炎（hepatitis B）

〈原因〉**B型肝炎ウイルス**（Hepatitis B virus：HBV）

〈特徴〉血液，性交，母子感染します。急性肝炎，不顕性感染性があります（90％）。日本ではHBVキャリアー（HBs抗原陽性者）が約120～140万人（1～2％）いるといわれ，世界では2億人と推定されています。キャリアーの1/3は急性肝炎に，10％が慢性肝炎に移行するといわれています。慢性肝炎によって肝硬変，肝がんになることもあります。劇症型肝炎もあり，その死亡率は70％にもなります。**母子感染予防対策**として，新生児に**予防（遺伝子組換え）ワクチン**，および**免疫グロブリン接種**することにより，キャリアーにならないようにしています。消毒には，次亜塩素酸ナトリウムやグルタルアルデヒドを用います。日常生活

では感染することはまれです。
3）C型肝炎（hepatitis C）
〈原因〉C型肝炎ウイルス（Hepatitis C virus：HCV）
〈特徴〉無症状のキャリアーは150〜250万（2〜3%）といわれます。潜伏期は感染後2週間〜6ヶ月で，急性肝炎が完全に治癒せず，ウイルスを保有したまま慢性化することが多々あります。慢性化すると，肝硬変，肝がんを引き起こします。その移行率はB型肝炎よりはるかに高く，90%にもなります。肝がんについていえば，C型は約75%が死亡，B型は約20%が死亡するといわれます。母児感染，輸血後感染しますが，発生頻度は減少しています。ワクチンなどの予防法は確立されていませんが，治療薬としてインターフェロンがあり，新薬（のみ薬）も開発されています。

4）E型肝炎：Stage64参照
5）その他の肝炎：D，F，G型があります（不明な点が多い）。

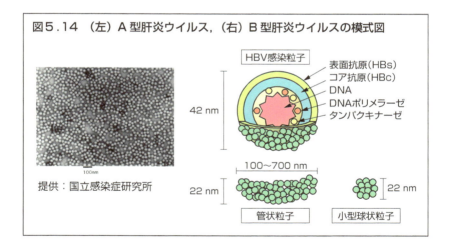

図5.14 （左）A型肝炎ウイルス，（右）B型肝炎ウイルスの模式図

POINT 55

◆肝炎ウイルスにはA，B，C，D，E，F，G型があります（発見された順にA，B，C…と命名されている）。経口感染するのはAとE，体液・血液などから感染するのはB，C，Dです。

Chapter 5　微生物・感染症各論

Stage 56 化膿性疾患・日和見感染・内因感染
ふだんおとなしいものほど恐い？

　Stage50の接触（経皮，粘膜，創傷）による感染症とも関連しますが，特に化膿性疾患（炎症ののち，膿を生じる疾患）を起こすものについて紹介します。これらの微生物は一般的に日和見感染や内因感染を起こしたり，耐性菌になったりすることでも知られています（Stage59参照）。

膿ある細菌は病原性を隠す

1）ブドウ球菌感染症

〈原因〉**黄色ブドウ球菌**（*Staphylococcus aureus*）

〈特徴〉ヒトや動物の皮膚に常在し，平素は無害ですが，傷口などから感染すると，化膿性疾患（せつ，よう，毛嚢炎，蜂巣織炎，ひょう疽，乳腺炎）などを起こします。特に**伝染性膿痂疹（とびひ）**や**新生児剥脱性皮膚炎**（リッター病）を起こすことが知られています。この菌はさらに，MRSA（Stage59参照）となったり，食中毒を起こしたり（Stage46参照），毒素性ショック症候群や日和見感染を起こしたりとさまざまな疾患の原因となります。

せつ：毛包（毛穴）から発生する限局性の化膿性感染。

よう：せつが拡大し，複数の毛包を侵す深在性の化膿性感染。

2）レンサ球菌感染症

〈原因〉**A群溶血（化膿性）レンサ球菌**（*Streptococcus pyogenes*）

〈特徴〉咽頭炎，膿痂疹，慢性扁桃腺炎などを起こします。また，心臓弁膜症，中耳炎，骨膜炎などもみられます。さらに**猩紅熱，リウマチ熱，急性糸球体腎炎**なども起こします。猩紅熱（scarlet fever）は高熱，咽頭炎を発症して舌が赤くなり，発赤毒（ディック毒素）によって全身が発赤する疾患です。また，劇症型A群溶連菌感染症は，突発的にショック症状で発症し，多臓器不全，敗血症，壊死性筋膜症（Stage65参照）を起こし，多くの場

合致死性です。

3) 日和見感染，院内感染，内因感染

a) 肺炎球菌（*Streptococcus pneumoniae*）　肺炎，気管支炎
b) 緑膿菌（*Pseudomonas aeruginosa*）　術後・熱傷後感染
c) アクネス菌（*Propionibacterium acnes*）　にきび
d) 大腸菌（*Escherichia coli*）　膀胱炎，尿道炎，腎盂腎炎
e) プロテウス菌（*Proteus vulgaris*）　膀胱炎，尿道炎
f) 肺炎桿菌（*Klebsiella pneumoniae*）　膀胱炎，尿道炎

4) 敗血症（sepsis, septicemia）

〈原因〉ブドウ球菌，レンサ球菌，グラム陰性桿菌，嫌気性菌など
〈特徴〉外傷その他より感染し，菌血症（血中に菌が侵入した状態）に続き起こります。高熱，意識障害，血圧低下などを呈し，重篤になると出血，ショックや多臓器不全を起こします。

5) 回帰感染（Stage13 参照）

単純疱疹ウイルス1型や単純疱疹ウイルス2型，水痘・帯状疱疹ウイルス，サイトメガロウイルスなどが引き起こします。

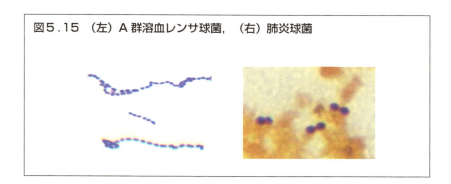

図5.15　（左）A 群溶血レンサ球菌，（右）肺炎球菌

POINT 56

◆日和見感染，院内感染，菌交代症，内因感染するのは平素無害な微生物，すなわち，ブドウ球菌，レンサ球菌，肺炎球菌，肺炎桿菌，緑膿菌，大腸菌，プロテウス菌，セラチア菌，無芽胞嫌気性菌，カンジダ真菌などです。

Chapter 5　微生物・感染症各論

Stage 57　眼疾患・がん（疾患）

「眼には眼を」「がんにはがんを」

　眼疾患の感染経路は主に接触感染ですが，産道感染や医療従事者の手指，医療器具などを介した感染もあります。

　結膜炎は，まぶたの裏側と眼球表面をつないでいる結膜に炎症が起きる病気です。主に，充血，めやに，痛み，まぶたの腫れなどがみられます。はやり目ともいわれます（はやり目に？　祟り目ですね）。

1）トラコーマ（trachoma）
〈原因〉　トラコーマ・クラミジア（*Chlamydia trachomatis*）
〈特徴〉　トラホームともいわれ，結膜にろ胞（脂肪のかたまり）やイボ状の隆起を形成します。やがて上まぶたが肥厚し，角膜にも潰瘍等を形成します。タオル，ハンカチから接触感染します。

2）封入体結膜炎（inclusion conjunctivitis）
〈原因〉　トラコーマ・クラミジア（*Chlamydia trachomatis*）
〈特徴〉　産道感染により，新生児に非淋菌性尿道炎を起こします。

3）咽頭結膜熱（pharyngoconjunctival fever）
〈原因〉　アデノウイルス（Adenovirus）
〈特徴〉　プールなどで感染するためプール熱ともいいます。経口，経気道感染もあり，咽頭炎，結膜炎，発熱を呈します。

4）流行性角結膜炎（epidemic keratoconjunctivitis）
〈原因〉　アデノウイルス（Adenovirus）
〈特徴〉　眼疾患の他，夏かぜ，気管支肺炎，下痢症なども起こします。

5）急性出血性結膜炎（acute hemorrhagic conjunctivitis）
〈原因〉　エンテロウイルス（Enterovirus 70），コクサッキーウイルス（Coxsackievirus）。
〈特徴〉　アポロ病ともいいます（1969年，アポロが月に着陸した年に大流行）。

6）幼児急性結膜炎（infant acute conjunctivitis）

〈原因〉ヘモフィルス菌（*Haemophilus aegyptius*）
〈特徴〉幼児間の接触感染によって起こります。

7）新生児結膜炎（neonatal conjunctivitis）
〈原因〉淋菌（*Neisseria gonorrhoeae*）
〈特徴〉産道感染により，急性淋菌性結膜炎を起こします。

8）その他
単純ヘルペスウイルスによる角結膜炎などがあります。

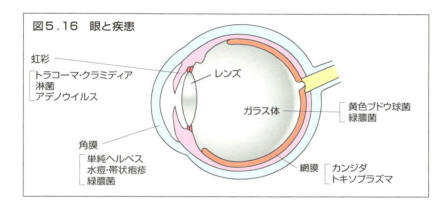

図5.16　眼と疾患

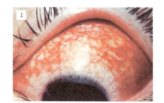
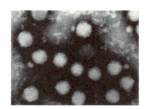

図5.17　（左）エンテロウイルスによる急性出血性結膜炎（アポロ病），
　　　　（右）アデノウイルス

提供：国立感染症研究所　　提供：広島市衛生研究所

腫瘍ウイルス

昔，がんが感染するといわれたことがあります。しかし，がん自体は移植しないかぎり他のヒトに移ることはありません。実は，がんを起こすウイルスが感染するので，結果的にがんが発生してしまうわけです。

Chapter 5　微生物・感染症各論

1) バーキットリンパ腫，伝染性単核症，上咽頭がん

〈原因〉**EB ウイルス**（Epstein-Barr virus）

〈特徴〉伝染性単核症は，欧州で青年期に唾液から（kissing disease）初感染します。バーキットリンパ腫（咽喉頭がん）は中部アフリカに，上咽頭がんは中国などに発生がみられます。

2) 成人 T 細胞白血病（ATL）→ Stage63 参照

3) 子宮頸癌

ヒト乳頭腫ウイルス，単純ヘルペスウイルス 2 型 → Stage54 参照

4) カポジ肉腫

〈原因〉ヒトヘルペスウイルス 8（Human herpesvirus 8：HHV-8）

〈特徴〉性的接触，唾液などから感染し，一度感染したら生涯ウイルスが体内に潜伏すると考えられています。しかし，健康な人であれば症状は出ませんが，HIV 感染者にはカポジ肉腫として発病することがあります。

5) 皮膚がん

〈原因〉ポリオーマウイルス（Polyomavirus）

〈特徴〉最近，皮膚の神経内分泌系の細胞であるメルケル細胞をがん化することが実証されました。顔面，頭部などに皮膚がんを発症します。

POINT 57

◆眼の感染症なんてそんなにないと思っていたらまちがいです！　基本的には結膜炎，角膜炎ですが，その語句の前に，封入体とか咽頭とか出血性とか急性とかいう修飾語がついているだけのことです。

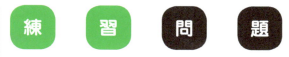

問 1 発熱が発疹に先行するのはどれか。
　　　a)風疹　b)麻疹　c)突発性発疹　d)水痘　e)伝染性紅斑

問 2 紅斑について正しいのはどれか。
　　　a)風疹では融合大形となる　b)突発性発疹では網目レース状になる　c)麻疹では色素沈着を残す　d)伝染性紅斑では点状出血を残す

問 3 口腔内に特徴的な所見があるのはどれか。
　　　a)麻疹　b)伝染性紅斑　c)百日咳　d)猩紅熱　e)ジフテリア

問 4 破傷風について正しいのはどれか。
　　　a)破傷風菌は嫌気性菌である　b)菌体内毒素によりけいれんを起こす　c)発症時の治療にはトキソイドを用いる　d)発症時の治療にはヒト免疫グロブリンを用いる　e)潜伏期が短いほど予後が悪い　f)新生児の感染・死亡例がみられる　g)100℃，30分の加熱処理で殺菌される　h)神経筋接合部に作用する神経毒をつくる

問 5 キャンピロバクターについて正しいのはどれか。
　　　a)標本では活発に運動するコイル状の桿菌がみられる　b)家畜の腸内にみられる　c)グラム陽性である　d)生牛乳から感染することがある　e)潜伏期は2〜7日である

問 6 レプトスピラ症について正しいのはどれか。
　　　a)筋肉痛がでる　b)タンパク尿がみられる　c)発熱，黄疸，出血などを起こす　d)ネズミの尿から感染する　e)レプトスピラはワイル病の病原体である

問 7 梅毒について正しいのはどれか。
　　　a)バラ疹は自然に消失する　b)妊娠36週での感染は胎児に影響する　c)ワッセルマン反応がある　d)ゴム腫が出現する　e)無痛性腫脹がみられる

問 8 ライム病について正しいのはどれか。
　　　a)リケッチアが病原体である　b)ダニが媒介する　c)皮膚紅斑

Chapter 5　微生物・感染症各論

がみられる　d)冬に多くみられる　e)ネズミが保菌している

問9　つつが虫病について正しいのはどれか。
a)リケッチアが病原体である　b)ダニが媒介する　c)刺し口が明瞭である　d)全身のリンパ節が腫大する　e)ワイル・フェリックス反応がある

問10　クラミディアについて正しいのはどれか。
a)STDの病原体となる　b)トラコーマの病原体となる　c)封入体結膜炎の病原体である　d)オウム病の病原体である

問11　ヘルペスウイルス（科）が原因となるのはどれか。
a)麻疹　b)突発性発疹　c)伝染性単核症　d)伝染性紅斑　e)伝染性軟属腫

問12　帯状疱疹について正しいのはどれか。
a)水痘と共通の病原体である　b)主として成人がおかされる　c)病変は両側性に生ずる　d)有痛性の水疱性の病変を認める　e)発疹と発熱はほぼ同時に出現する

問13　手足口病について正しいのはどれか。
a)コクサッキーウイルスが病原体である　b)エンテロウイルスが病原体である　c)エコーウイルスが病原体である　d)夏から秋にかけて多発する　e)潜伏期は3〜5日　f)粘膜発疹は瘢痕を残す　g)色素沈着を残す　h)心筋炎をともなうことがある

問14　伝染性紅斑について正しいのはどれか。
a)病原体はヒトパルボウイルスである　b)ヘルペスウイルスが病原体である　c)顔面頬に蝶形の紅斑をつくる　d)リンゴ病ともいわれる

問15　流行性耳下腺炎について正しいのはどれか。
a)経口感染が多い　b)腫脹消退後も1週間は登校を禁止する　c)耳下部に発疹がみられる　d)髄膜炎をともないやすい　e)膵炎をともないやすい　f)精巣炎をともなうことがある　g)中耳炎をともなう　h)胆のう炎をともなう

問16　尖圭コンジロームについて正しいのはどれか。
a)ヒトパピローマウイルスが病原体である　b)外陰・会陰は好発部位である　c)子宮頸部偏平上皮内腫瘍に関係する　d)梅毒

に移行することがある　e）進行性麻痺を起こす

問17　組み合わせにおいて正しいのはどれか。
　　a）A型肝炎：A型肝炎細菌　b）ハンセン病：らい菌　c）ヘルパンギーナ：単純ヘルペスウイルス　d）突発性発疹：ヒトパルボウイルスB19　e）手足口病：アデノウイルス　f）猩紅熱：A群レンサ球菌　g）流行性角結膜炎：アデノウイルス　h）輸血後肝炎：B型肝炎ウイルス

問18　食中毒で抗生物質の投与が無効なのはどれか。
　　a）病原性大腸菌　b）サルモネラ　c）キャンピロバクター　d）ブドウ球菌　e）ボツリヌス菌

問19　生肉を調理したあとのまな板が原因として考えられる食中毒はどれか。
　　a）腸炎ビブリオ　b）サルモネラ　c）キャンピロバクター　d）ウエルシ菌　e）ボツリヌス菌

問20　鶏卵から感染したと思われる食中毒はどれか。なお，潜伏期は20〜40時間と考えられた。
　　a）腸炎ビブリオ　b）サルモネラ　c）キャンピロバクター　d）ブドウ球菌　e）ボツリヌス菌

問21　食中毒で正しいのはどれか。
　　a）サルモネラ食中毒は隔離する必要がある。　b）腸炎ビブリオの潜伏期は2〜3時間である。　c）ボツリヌス食中毒の予防には食前加熱が有効である。　d）ブドウ球菌食中毒の治療には抗生物質が有効である。

問22　人獣共通感染症はどれか。
　　a）リステリア症　b）オウム病　c）マイコプラズマ　d）キャンピロバクター症　e）レプトスピラ症

問23　性交により感染するのはどれか。
　　a）カンジダ症　b）トリコモナス症　c）ムコール症　d）クリプトコッカス症　e）軟性下疳　f）クラミディア症　g）伝染性単核症　h）疥癬　i）鼠頸リンパ肉芽腫症　j）淋病

問24　正しい組み合わせはどれか。
　　a）キャンピロバクター：生ミルク　b）レジオネラ：冷房装置

Chapter 5 　微生物・感染症各論

c) アニサキス：水　d) 単純ヘルペス：性行為　e) トキソプラズマ：虫さされ

問 25 病原体と主要感染臓器との正しい組み合わせはどれか。

a) トキソプラズマ：脳　b) アスペルギルス：肝臓　c) クリプトスポリジウム：腎臓　d) サイトメガロウイルス：肺

問 26 ウイルスによる感染症はどれか。

a) 鼠頸リンパ肉芽腫症　b) オウム病　c) 発疹チフス　d) ワイル病　e) 突発性発疹症

問 27 節足動物の媒介感染によるのはどれか。

a) ライム病　b) つつが虫病　c) マラリア　d) トキソプラズマ症　e) 発疹チフス

問 28 次の文章で正しいのはどれか。

a) 原発性異型肺炎は，マイコプラズマという細菌ろ過器を通過するウイルスが原因で，10〜30代の若年成人に流行を起こす。

b) 細菌性肺炎の原因菌として，インフルエンザ菌，肺炎桿菌（クレブジエラ菌），肺炎球菌，黄色ブドウ球菌，レンサ球菌，緑膿菌，モラクセラ菌などがある。

c) ヒト乳頭腫ウイルスおよび単純ヘルペスウイルス 2 型は，子宮頸癌の原因ウイルスと考えられている。

d) カポジ肉腫はヒトヘルペスウイルス 2 型（HHV-2）が原因と考えられている。

解　答

解答
問 1：b，c，e
問 2：c
問 3：a，d，e
問 4：a，d，e，f，h
問 5：a，b，d，e
問 6：すべて◯
問 7：すべて◯
問 8：b，c，e
問 9：すべて◯
問 10：すべて◯
問 11：b，c
問 12：a，b，d，e
問 13：a，b，d，e，h
問 14：a，c，d
問 15：d，e，f
問 16：a，b，c
問 17：b，f，g，h
問 18：d，e
問 19：b，c
問 20：b
問 21：c
問 22：a，b，d，e
問 23：a，b，e，f，i，j
問 24：a，b，c，d
問 25：a，d
問 26：e
問 27：a，b，c，e
問 28：b，c

- □ SARS, MERS や COVID-19 の出現
- □ バイオテロリズムと微生物
- □ ミクロウオーズ・微生物の逆襲
- □ 新興・再興感染症の出現
- □ 耐性菌の出現
- □ 出血熱の出現
- □ 温暖化と新たな感染症
- □ 新たな人獣共通感染症
- □ レトロウイルス感染症
- □ 新たな消化器感染症の出現
- □ 人食いバクテリア症の出現
- □ 腸管出血性大腸菌の出現
- □ 水がかかわる感染症
- □ プリオン病の出現
- □ 牛海綿状脳症
- □ 新型インフルエンザ

Chapter 6
最近の感染症の動向

忍びよる見えない敵…腸管出血性大腸菌 O157：H7 をはじめ，新型食中毒，新型インフルエンザ，BSE，AIDS などの原因となる微生物，エボラ出血熱や西ナイル熱，SARS や MERS などの新興・再興感染症，バイオテロリズムに使われる可能性のある微生物などなど，近年，新たな脅威となってヒトの前に出現してきた微生物・感染症について紹介します。古い教科書にはのっていない最新のものをなるべく集めました。たぶん本書も数年経つと古い微生物の教科書になるのかもしれません。それほど次から次へと目まぐるしく新たな微生物や感染症がみいだされているからです。

Chapter 6　最近の感染症の動向

Stage 58　新興・再興感染症の出現
ルーキーもベテランもどっちも手強い

　新興感染症（emerging infectious disease）は今までまったく知られていなかった感染症が新たに出現したもので，再興感染症（re-emerging infectious disease）は，以前から知られてはいたのですが，姿・形をかえて（たとえば病原性を獲得して）出現してきた感染症をいいます（表6.1）。

表6.1　新興感染症の出現

年	病名	病原体の種類	保有・媒介動物
1957	アルゼンチン出血熱	同名ウイルス	ネズミ
1959	ボリビア出血熱	同名ウイルス	ネズミ
1967	マールブルグ病	同名ウイルス	カニクイサル
1969	ラッサ熱	同名ウイルス	ネズミ
	急性出血性結膜炎（アポロ病）	エンテロウイルス	
1973	乳幼児下痢症	ロタウイルス	
1976	エボラ出血熱	同名ウイルス	カニクイサル？
	レジオネラ症（在郷軍人病）	レジオネラ菌	
1977	リフトバレー熱	同名ウイルス	ヒツジ，ウシ
	腎症候性出血熱	ハンターンウイルス	ネズミ
1978	人食い菌症	ビブリオバルニフィカス他	
1980	ヒト成人T細胞白血病	同名（ATL）ウイルス	
1981	エイズ	ヒト免疫不全(HIV)ウイルス	サル
1982	腸管出血性大腸菌感染症	大腸菌 O157：H7	
	クリプトスポリジウム症	パルバム原虫	
1983	ピロリ菌感染症	ヘリコバクター・ピロリ菌	
1985	牛海綿状脳症	プリオン	ヒツジ，ウシ
1989	C型肝炎	同名ウイルス	
1992	新型コレラ	ビブリオコレラ O139	
1993	ハンタウイルス肺症候群	同名ウイルス	ネズミ
1994	ボルナ病	同名ウイルス	
	馬モービリ肺炎/脳炎	ヘンドラウイルス	オオコウモリ
1996	リッサウイルス感染症	狂犬病関連リッサウイルス	オオコウモリ
1997	新型インフルエンザ	同名ウイルス H5N1	ニワトリ
	ニパウイルス脳炎	同名ウイルス	オオコウモリ
1999	ウェストナイル熱／脳炎	同名ウイルス	カ
2001	E型肝炎	同名ウイルス	

2003	重症急性呼吸器症候群（SARS）	SARS コロナウイルス	
	サル痘	同名ウイルス	サル
	高感染性鳥インフルエンザ	同名ウイルス	トリ
2007	南米出血熱	同名ウイルス	
2009	新型（豚）インフルエンザ	同名ウイルス（H1N1）	ブタ
	重症熱性血小板減少症候群	SFTS ウイルス	ダニ
2012	中東呼吸器症候群（MERS）	MERS コロナウイルス	ラクダ，コウモリ
2013	ジカ熱	同名ウイルス	カ
2014	ジカウイルス感染病（再興）	同名ウイルス	カ

新興・再興感染症が増加した要因

1) 森林地帯やジャングルへの開発，ヒトの侵入，動物との接触 → エボラ出血熱，ハンタウイルス肺症候群，ニパウイルス脳炎，ラッサ熱
2) 環境，生態系の変化 → マラリア，ウエストナイル熱，デング熱
3) 交通の発達，海外旅行の増加 → マラリア，SARS，コレラ，MERS
4) ペットや食料などの輸送，輸入 → オーム病，Q熱，サル痘，狂犬病
5) 環境の適応 → 鳥インフルエンザ，新型インフルエンザ
6) 習慣の変化，性意識の変化 → エイズ
7) 食生活，食品・食肉供給の変化 → 腸管出血性大腸菌感染症，E型肝炎
8) 医療行為（血液製剤，輸血，移植） → エイズ，B型肝炎，C型肝炎，CJD
9) 病原性の獲得，強毒化 → ベロ毒素産生菌，麻疹，結核
10) 抗生物質の乱用，耐性菌の生育 → MRSA，VRSA，VRE，ESBL

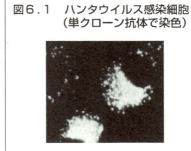

図6.1 ハンタウイルス感染細胞（単クローン抗体で染色）

POINT 58

◆新興・再興感染症が出現した原因には，病原体自体の遺伝的変異，易感染性宿主の増加，世界人口の増加と都市への集中化，貧困などの社会的・政治的要因，地球温暖化，環境破壊，森林開発，交通の発達などがあげられます。

Chapter 6　最近の感染症の動向

Stage 59　耐性菌の出現
こりない人とこりない微生物のいたちごっこ

　再興感染症が現れる理由の1つに，耐性菌の出現があげられます。それまで薬（抗生物質）が効いていたのに，まったく効かなくなった菌です。

　はじめ，ブドウ球菌には天然のペニシリンがよく効いていました。ところがブドウ球菌はペニシリナーゼを産生するようになり，ペニシリン抵抗性を獲得するものが出てきました。そこで，人間は（多くの細菌にも効く）半合成ペニシリンを開発しました。ところがこれにも抵抗するようになり，もっと多くの細菌に効くメチシリンを開発しましたが，やがてメチシリンにも抵抗性をもつようになりました。そこで抗生物質の中では万能といわれるバンコマイシンがつくられましたが，それにも抵抗性をもつものが…！　いたちごっこはいつまでつづくのでしょうか？（表6.2）

1）MRSA（メチシリン耐性黄色ブドウ球菌：methicillin resistant *Staphylococcus aureus*）感染症

〈原因〉メチシリン耐性黄色ブドウ球菌

〈特徴〉英国で最初に発見され，世界中にまん延しました。日本では1980年ころから多くの病院にまん延するようになりました。現在，累積で2万人以上の感染者が報告されています。β-ラクタム系抗生物質（メチシリン，ペニシリン，セフェム系など）に耐性をもちます。特に，高齢患者，基礎疾患のある人や入院患者などに対して病原性を示します。

2）VRSA（バンコマイシン耐性黄色ブドウ球菌：vancomycin resistant *Staphylococcus aureus*）感染症

〈原因〉バンコマイシン耐性黄色ブドウ球菌

〈特徴〉2002年，米国ではじめてバンコマイシン耐性の黄色ブドウ球菌が臨床分離されて問題となりました。万能であるはずのバンコマイシンでさえ効果がなくなり，感染してしまうと手のつけようがないといわれています。

3）VRE（バンコマイシン耐性腸球菌：vancomycin resistant *Enterococcus*）感染症

〈原因〉バンコマイシン耐性腸球菌

〈特徴〉腸球菌はヒト，動物の腸内，会陰部，膣などに常在し，通常，病原性は低い細菌です。欧州では，バンコマイシン類似の薬をニワトリ，ブタの肥育促進飼料に添加しているため，腸管で選択的にVREが増加する原因となっています。

表6.2 再興感染症の出現

各種薬剤耐性菌の出現
　MRSA，VRSA，VREの他にESBL（Extended-spectrum β-lactamase）耐性菌（大腸菌，肺炎桿菌），ペニシリン耐性肺炎レンサ球菌，薬剤耐性緑膿菌，多剤耐性結核菌，多剤耐性サルモネラ菌（サルモネラチフス菌），セラチア菌（霊菌），プロテウス菌，アシネトバクター，NDM-1 ニューデリー・メタロベータラクタマーゼ産生大腸菌

各種感染症
　劇症型A群レンサ球菌感染症，コレラ，ペスト，ジフテリア，百日咳，狂犬病，デング熱/出血熱，黄熱，カンジダ症，マラリア，トキソプラズマ症，カリニ性肺炎，エキノコッカス症，住血吸虫症

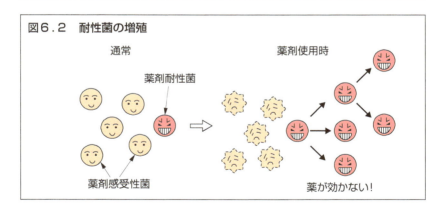

図6.2 耐性菌の増殖

POINT 59

◆耐性薬剤と菌種の関係で表すと，メチシリン＝黄色ブドウ球菌，バンコマイシン＝黄色ブドウ球菌・腸球菌，ペニシリン＝肺炎球菌などとなります。多剤耐性という文字が頭につくのは，プロテウス菌，サルモネラ菌，セラチア菌，結核菌などです。

Chapter 6　最近の感染症の動向

Stage 60　出血熱の出現
バイオハザード・レベル4の世界

　出血傾向を示し，高熱（40℃以上），頭痛，筋痛，関節痛，下痢などをみるウイルス感染症をウイルス性出血熱といいます。いずれも死亡率の高い疾患で，日本では1類感染症（最もこわい感染症，Stage17参照）として扱われているものも含まれます。

いろいろな出血熱

1）エボラ出血熱（Ebora hemorrhagic fever）・エボラウイルス病
〈原因〉　エボラ出血熱ウイルス（Ebora（hemorrhagic）fever virus）
〈特徴〉　最近はエボラウイルス病（Ebola virus disease：EVD）といわれることが多いようです。症状は，発熱，下痢，嘔吐，筋肉痛などで50〜80％という非常に高い致死率を示します。オオコウモリ科の複数種が自然宿主ではないかと考えられています。血液や体液（精液や尿など）との接触によりヒトからヒトへ感染します。1976年まで，20回を超えるアウトブレイクが報告されています。2013年12月には，これまで知られている流行のうち最も大きな流行がギニアで始まり，隣国のリベリア，シエラレオネへと拡大して約28,000名が感染し，約11,000名が死亡しました。

2）ラッサ熱（Lassa fever）
〈原因〉　ラッサ熱ウイルス（Lassa（fever）virus）
〈特徴〉　1969年にナイジェリアではじめて発症者が出ました。西アフリカ，中央アフリカを中心に毎年30〜50万人が感染していると推定されています。接触・体液（性行）感染，経気道感染，創傷感染，ネズミ（糞，尿との接触）からの感染があり，致死率は数％〜20％です。

3）マールブルグ病（Marburg disease）
〈原因〉　マールブルグウイルス（Marburg（disease）virus）

〈特徴〉1967年に西ドイツのマールブルグで研究者が発症し、さらに31人が感染、うち7人が死亡しました。現在までアフリカ中央部・南部で発症がみられています。血液、体液などから感染し、死亡率は20％以上にもなります。サルが保有しているともいわれます。

4) クリミア・コンゴ出血熱（Crimean-Congo hemorrhagic fever）

〈原因〉**クリミア・コンゴ出血熱ウイルス**（Crimean-Congo (hemorrhagic) fever virus）

〈特徴〉旧ソ連からクリミア半島、コンゴ（旧ザイール）などへ広がったといわれます。ダニが媒介します。

5) 南米出血熱

〈原因〉Arenavirus（アレナウイルス）

〈特徴〉アルゼンチン出血熱、ボリビア出血熱、ベネズエラ出血熱、ブラジル出血熱などの総称で、ラッサウイルスを含むアレナウイルスの仲間による出血性熱性疾患です。ネズミの排泄物、唾液、血液などとの接触により感染し致死率は30％以上といわれています。ボリビアではチャパレウイルスという新種もみつかり、新たなウイルスが次々と発見されています。

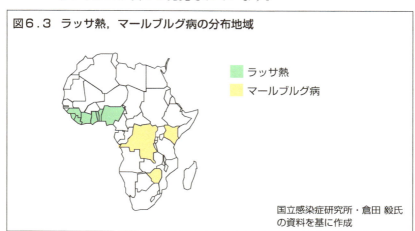

図6.3　ラッサ熱，マールブルグ病の分布地域

国立感染症研究所・倉田 毅氏の資料を基に作成

POINT 60

◆出血熱の多くは感染症法の第1類に入るこわい疾患です。

Chapter 6　最近の感染症の動向

Stage 61　温暖化と新たな感染症
エルニーニョとの関係は実におもしろい！

　温暖化によりマラリア感染症が増加していることはよく知られたことです。これは，本来熱帯地方にしかいなかった媒介昆虫ハマダラカが，温暖化により亜熱帯〜温帯地方にも生息域を広げたためといわれています。ここでは，その他の温暖化感染症について紹介します。

1) ウエストナイル熱／脳炎 (West Nile fever/encephalitis)

〈原因〉　ウエストナイルウイルス（West Nile fever virus，日本脳炎ウイルスと同じ仲間）

〈特徴〉　1999年にNYで62例，脳炎で7人が死亡しました。また，カラス5000羽が死亡し，ウマ約700頭が感染したといわれます。2003年には米国（46州）で約1万人の患者のうち，約260人が死亡しました。カ（アカイエカ）-トリのサイクルでウイルスが維持されています。鳥類（カラスなど）から，時には哺乳類にも感染します。潜伏期は3〜15日で，多くは不顕性感染です。通常型は熱性疾患で発疹がみられ，脳炎型は重篤で高齢者に多いという特徴があります。

2) デング熱・デング出血熱 (dengue fever / dengue hemorrhagic fever)

〈原因〉　デング熱ウイルス（Dengue virus）

〈特徴〉　デング熱は一過性熱性疾患の症状を呈する場合で，出血が伴う場合をデング出血熱といいます。カ（ネッタイシマカ，ヒトスジシマカ）によって媒介されます。世界では年間約1億人（うち約50万人がデング出血熱）が発症していると推定されています。熱帯・亜熱帯地域，特に東南アジア，中南米，アフリカにおいて発生しています。日本では，海外渡航で感染し国内で発症する例（輸入症例）が増加しつつあり，2010年には初めて年間200名の感染例を超えました。2014年の夏季には輸入症例により東京を

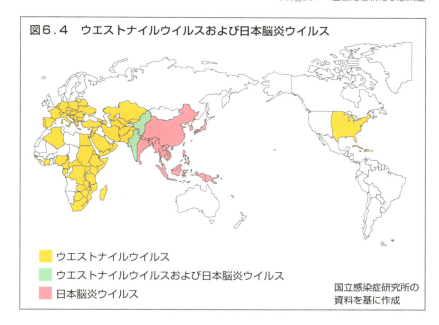

図6.4 ウエストナイルウイルスおよび日本脳炎ウイルス

■ ウエストナイルウイルス
■ ウエストナイルウイルスおよび日本脳炎ウイルス
■ 日本脳炎ウイルス

国立感染症研究所の資料を基に作成

中心に150例以上の国内流行が発生しました。約50〜80％が不顕性感染で終わるといわれています。

3) 腎症候性出血熱 (hemorrhagic fever with renal syndrome: HFRS)

〈原因〉ハンターンウイルス（Hantaan virus）はセスジアカネズミが媒介し，ソウルウイルス（Seoul virus）はドブネズミが媒介します。
※Hantavirus は属名，Hantaan virus は株名

〈特徴〉韓国出血熱などを含み，ラットなどから感染します。腎症候を伴います（次のハンタウイルス肺症候群とは異なります）。

4) ハンタウイルス肺症候群 (Hantavirus pulmonary syndrome: HPS)

〈原因〉HPS virus，シンノンブル（Sin Nombre）ウイルスなど（※**Hantaan virus とは異なる**）。

〈特徴〉2000年までに米国（31州）で250例が報告されています。ネズミを介して感染します。致死率は40〜50％で，腎症候をともなわず，急性の呼吸器症状が特徴です。

Chapter 6　最近の感染症の動向

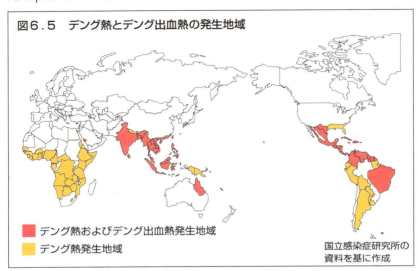

図6.5　デング熱とデング出血熱の発生地域

■ デング熱およびデング出血熱発生地域
■ デング熱発生地域

国立感染症研究所の資料を基に作成

5）ジカ熱（Zika fever）

〈原因〉ジカウイルス（Zika virus，デングウイルスの仲間）

〈特徴〉以前から知られていたのですが，2013年になって世界的に流行するようになりました。ヤブカが媒介します。

エルニーニョと感染症の関係

　最近，エルニーニョが起きると，さらにマラリアが多発することが確認されました。また，エルニーニョによって干ばつや洪水に見舞われた地域では，カやネズミ類，水が媒介する感染症が急激に増加したとの報告もあります。ケニアでは雨量が増加し，リフトバレー熱が増加しました。

　米国南西部の砂漠では雨量の増加で生物（えさ）が豊富になってネズミが繁殖し，ヒトにハンタウイルス肺炎症候群が広がっているといわれています。水温が高くなるにつれ，コレラの流行が広がった地域もあります。

POINT 61

◆ウエストナイル熱は文字どおりアフリカの疾患でしたが，アメリカにまで渡っています。「カ」と「トリ」の両者が感染拡大に関係していることが示唆されています。予防には「カトリ」線香が必須ですね。

column 文学好きの微生物

　結核は戦前，戦中，戦後しばらくは死亡率の第1位を占めていました。最盛期にはほぼ500人に1人が結核で命を落としたといわれています。明治期には国民病や亡国病といわれるほどで，近代以降の文化史に強い影響を与えています。発病すると熱のため頬が赤く，目が大きくうるみ，やせ肌は白くなるため，病人の美しさや，若くして死ぬという悲劇性により，文学的・芸術的なイメージがあったのでしょう。結核で命を落とした画家 竹久夢二の描く女性は結核を病んだ女性のイメージともいわれています。詩の「宵待草」には曲まで付けられて，大ヒットしました。小説や映画の中でも悲劇の人の病気として描かれることもありました。徳富蘆花の「不如帰」や堀辰雄の「風立ちぬ」などは，末期患者を主人公にした小説でベストセラーとなりました。堀辰雄自身も結核で長い病床生活を送り，病死しています。正岡子規は，喀血後，血を吐くまで鳴きつづけるというホトトギスに自らをたとえて子規（漢語でホトトギスの意味）というニックネームをつけました。その他，結核により若くして命を失った歴史上の人物は数知れません。文学者では森鷗外，樋口一葉，国木田独歩，歌人では石川啄木，作曲家では滝廉太郎などです。結核を歌った石川啄木の代表的な歌には「呼吸（いき）すれば胸の中（うち）にて鳴る音あり，凩（こがらし）よりもさびしきその音」があり，結核の症状を適格に表しているようです。海外では，詩人ジョン・キーツ，「チャタレー夫人の恋人」のローレンス，「宝島」や「ジキル博士とハイド氏」のロバート・スティーブンソン，「ゴリオ爺さん」のオノレ・ド・バルザックなどが知られています。

Chapter 6　最近の感染症の動向

Stage 62　新たな人獣共通感染症
今，コウモリが危ない

　昔から知られている人獣共通感染症についてはStage53においてすでに紹介しました。ここでは，最近新たに出現した感染症を紹介します。

1）ボルナ病（Borna disease）
〈原因〉ボルナウイルス（Borna virus）
〈特徴〉Bornaとは，ドイツ東部のサクソニー地方の町の名前（1885年ウマで大流行）です。ウマでは髄膜脳脊髄炎症状，全身麻痺を起こし，発症すると約80％が死亡します。
　　　　ウシ，ヒツジ，ネコ（Staggering disease，よろよろ病？），鳥類（ダチョウ，マガモ，カラスなど）でも自然感染が確認されています。ヒトの統合失調症やうつ病の患者，パーキンソン病，慢性疲労性症候群でのウイルス陽性率は高い値を示します。

2）サル痘（monkeypox）
〈原因〉サル痘ウイルス（Monkeypox virus）
〈特徴〉潜伏期は7〜17日で，発熱，頭痛，背痛，倦怠感を伴い，丘疹や膿疱が出現します。アフリカにおいて，致死率は1〜10％（天然痘よりは低い）です。

3）ニパウイルス感染症
〈原因〉Nipah virus（ニパウイルス）
〈特徴〉日本脳炎ウイルスと同じ仲間で症状もよく似ています。感染は飛沫感染，接触感染（コウモリやブタを媒介）や汚染食品が疑われています。脳炎を主症状とし致死率は50％に達します。1997年，マレーシアで初めて報告されました。なお，同じ仲間のヘンドラウイルス（Hendra virus）も同様の疾患でコウモリが保有し，感染ウマとの直接接触によりヒトに感染します。

4）リッサウイルス感染症
〈原因〉Lyssavirus（リッサウイルス）

〈特徴〉狂犬病ウイルスと同じ仲間ということもあり，症状もよく似ています。恐水症状や精神撹乱などがみられ，発症後は死亡することが多いようです。世界各地のコウモリなどから分離されていますが，ヒトへの感染はごくまれといわれています。ワクチンとして，暴露後の狂犬病ワクチンの使用が推奨されています。

5) 重症熱性血小板減少症候群 (Severe fever with thrombocytopenia syndrome : SFTS)

〈原因〉SFTS virus（SFTSV）

〈特徴〉感染は主にマダニの咬傷によりますが，血液や体液との接触によりヒトからヒトへの感染も報告されています。潜伏期は 6 ～ 14 日で，発熱，消化器症状，神経症状，出血症状などがみられます。2009 年に，中国の山岳地域で発症報告があり，クリミア・コンゴウイルスと同じ仲間のウイルスであることがわかりました。流行地のヤギ（80% 以上が陽性），ウシ，イヌ，ブタ，ニワトリの血清から抗 SFTSV 抗体が検出されており，これらの動物との関わりが疑われていいます。実は日本でも以前から存在していたことが明らかにされており，感染者数は百数名（60 ～ 80 代に多い），死亡数が 30 数名，致死率は約 30% といわれます。

図6.6 （左）サル痘ウイルスに感染した細胞，
（右）SFTSを媒介するマダニ

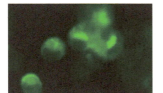
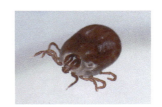

提供：国立感染症研究所

POINT 62

◆ウマのボルナ，サルはサル，ニパ，リッサはコウモリ。

Chapter 6　最近の感染症の動向

Stage 63　レトロウイルス感染症
レトロブームとはちょっとちがうけど

　レトロウイルスとは逆転写酵素（reverse transcriptase）をもつウイルス群のことをいいます。ウイルスRNAはDNAに逆転写され，宿主細胞の染色体DNAに組み込まれます。種々の動物に腫瘍をつくるウイルスが多数知られています。ヒトに関して重要なのは下の2つです。ただ，HIVが腫瘍をつくるかどうかは不明です。

1）成人T細胞白血病（adult T cell leukemia：ATL）

〈原因〉**ヒトT細胞白血病ウイルス**（human T cell leukemia virus：HTLV）

〈特徴〉40歳以上の男女にキャリアー（100万人）がいると考えられます。発生率は1000～2000人に1人（0.1～0.2％）とされ，日本南西部（沖縄，九州，四国），カリブ海沿岸やアフリカに多く存在します。ウイルスは，**ヒトTリンパ球（CD4, Th）に感染**し，夫婦間感染や血液（輸血），**母乳**を介して伝播します。成人以降に感染しても，潜伏期が長いため（平均50年），発症する可能性は低いといわれます。

2）エイズ（後天性ヒト免疫不全症候群：acquired immunodeficiency syndrome：AIDS）

〈原因〉**ヒト免疫不全ウイルス**（human immunodeficiency virus：HIV）

〈特徴〉ある種のリンパ球（CD4, Th）に感染するため，細胞性免疫不全になります。

　　　　感染経路別にみると，①同性間（約70％），②異性間（約20％）となります。まれですが母子感染例もみられます。

　　　　血液，精液，腟分泌液などが感染源となるため，性行為，汚染血液，母子感染に注意しましょう。抗原変異が早く，ワクチン作製は難しいといわれています。初感染は軽いかぜ症状か，多くは無症状で終わりますが，感染後6～8週で抗HIV抗体陽性とな

り，数年のあいだ無症状キャリアーとなります。**ARC**（エイズ関連症候群）は数年後，リンパ節腫脹などの症状で表れます（20〜50%）。**真のエイズ**，すなわち日和見感染（カリニ性肺炎，カンジダ症，カポジ肉腫等）の出現は 10〜30% といわれ，生存率も昔に比べて高くなっています。

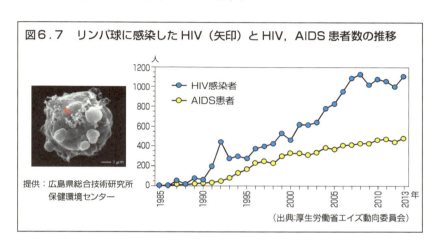

図6.7 リンパ球に感染した HIV（矢印）と HIV，AIDS 患者数の推移

提供：広島県総合技術研究所 保健環境センター

（出典：厚生労働省エイズ動向委員会）

POINT 63

◆HIV，AIDS の現状（細かな数字を覚えるよりも大まかな数字を理解してください）。

日本　　HIV 感染者　15,812 人（H25 年新規 1077 人）
　　　　AIDS 患者　7,203 人　死亡 9 人
世界　　HIV 感染者　3500 万人（推定）（H24 年新規 250 万人）
　　　　AIDS 患者　2000 万人（推定）　死亡 170 万人

Chapter 6　最近の感染症の動向

Stage 64　新たな消化器感染症の出現
ノロウイルス，今や食中毒の横綱に！

　以前は原因不明で「おなかにくるかぜ」だったものが，実はウイルス（小型球形ウイルス群：small round structured virus：SRSV）によって起こる食中毒であることが知られてきました。今は，ウイルス性食中毒というとノロウイルスといわれるほどになりましたが，「ノロ」いどころか「急速」に感染が広がっており，今や食中毒の横綱になっています。

ウイルス性食中毒

1) ノロウイルス食中毒
　〈原因〉 **ノロウイルス**（Norovirus）。**カリシウイルス科**の１つで同科には **サポウイルス**（Sapovirus）もあります。以前はノーウオーク様ウイルスとよばれていました。
　〈特徴〉「冬の食中毒」といわれましたが，**今は一年中発症**をみます。潜伏期は40時間ぐらいで，急性胃腸炎（嘔吐や下痢，腹痛など）を起こします。二枚貝（生ガキ，ハマグリ，ホタテ貝など），生クリーム，サンドイッチ，グリーンサラダ，ハンバーグ，フレンチフライ，飲料水などからの感染が報告されています。最近，嘔吐物の**エアゾル**（空気中の微粒子やほこり）を介する感染が報告されるようになり，病院や老人保健施設，学校内で問題となっています。乳幼児から成人，高齢者まで幅広い年齢層に感染し，抵抗力の弱い人には死亡者もでています。症状は軽いが伝染力は強く，ワクチンがなく，治療は輸液などの対症療法にかぎられています。有効な消毒薬もかぎられており，実はいまだにウイルス分離が確立されていないので，消毒薬の効果を確かめるのが難しいウイルスです。診断法として，遺伝子学的方法（PCR法）と免疫学的方法（イムノクロマト法など）があります。

ウイルス性下痢症

2）ロタウイルス感染症

〈原因〉 **ロタウイルス**（Rotavirus）

〈特徴〉 乳幼児（5歳未満）に多く，**乳幼児下痢症**を起こします。経口感染，糞口感染し，白色下痢便（以前は白痢とか仮性コレラともいわれた）がみられます。最近は，肝炎や無熱性けいれんや脳炎（脳症），腸重積，胆道閉鎖を併発することがわかっています。最近，ワクチンが実用化されました。

3）E型肝炎

〈原因〉 **E型肝炎ウイルス**（Hepatitis E virus：HEV）

〈特徴〉 世界各国で報告されています。糞口経路，水系感染（飲料水など）し，潜伏期は15～50日（平均6週間：HAVは平均4週間）です。悪心，食欲不振，腹痛等をともなう急性肝炎がみられ，褐色尿，黄疸が出現しますが，1ヶ月を経て完治します。死亡率は1～2%であり，慢性化することはありません（ただしHAVに比べ10倍高い）。**妊婦で劇症肝炎の割合が高く**，死亡率が20%といわれます。ブタやシカ（の生肉）からヒトへの感染も報告されています。

図6.8 （左）ノロウイルス，（右）ロタウイルス

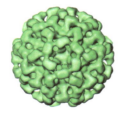
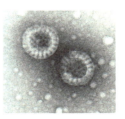

提供：Mary K. Estes教授（ベイラー医科大学，米国）

POINT 64

◆ノロウイルスによる食中毒は最近横綱級になり，食中毒の50%以上にもなります。件数の割に患者が多く，集団食中毒の傾向があります。

Chapter 6 最近の感染症の動向

Stage 65 人食いバクテリア症の出現

フレッシュイーター…ピラニアみたい?

　人食いバクテリア症は1978年に国内ではじめて報告されました。2001年には年間200人以上が発病し，2003年には千葉，福岡両県で死者も出ました。「フレッシュ・イーター（肉食菌）」「キラー・バクテリア（殺し屋菌）」ともいわれています。細菌の産生する酵素や毒素によってヒトの筋肉を壊死させ（腐らせること＝壊死性筋膜炎），やがてあたかもヒトを食いつくすように死にいたらしめます。

1) ビブリオ・バルニフィカス（*Vibrio vulnificus*）

　腸炎ビブリオやコレラ菌などと同じ属で，名前は創傷（wound=vulnus）に由来します。魚介類（10〜30％が汚染されているといわれる）の表面やプランクトンに付着，増殖します。汚染された**魚介類**（刺身や寿司），米国では**生ガキ**の摂取からも感染が報告されています。また，**皮膚の創傷**（海岸や岩場で裸足で歩いていた時など）からも感染します。健常者は腹痛，下痢程度で重症になることはほとんどありません。しかし，肝臓疾患（肝硬変など），免疫力の低下した人，大酒飲みの人，糖尿病・白血病患者などは重症化しやすく，敗血症様症状を示し，壊死性筋膜炎を起こします。

2) その他

　A群溶血性レンサ球菌，エロモナスなどもありふれた菌で，普段はおとなしいのに，なぜ「人食い化」するのか不明です。

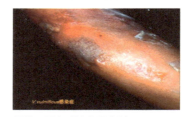

図6.9　バルニフィカス菌に感染した病巣

提供：国立感染症研究所

POINT 65

◆人食いバクテリアは壊死性筋膜炎を起こします。

column　ノロや O157 が増加したわけは?

　ノロウイルスや O157：H7 は，通常の食中毒とは異なり，ヒトからヒトへ二次感染することが感染拡大の主要因と考えられます。また，「おなかにくるかぜ」や「原因不明」で済まされていたケースもこれまでには多かったようです。

　しかし最近，従来は検出不可能であった微量の微生物や，判断のつかなかった微生物を簡単に検出する遺伝子学的あるいは免疫学的検出法が確立されるようになりました。死者がでたりすると，マスコミの啓発に後押しされ，行政当局や保健所がこれらの検出法を利用して実態調査を徹底的に行うようになり，報告数も増えてきたようです（筆者と共同研究者が樹立した，ノロウイルスに対する単クローン抗体を利用した検出用 ELISA キットやイムノクロマトが大いに役立っています）。

　さて，ノロウイルスについてはもう1つ興味ある研究が行われています。「同じ料理やカキを食べてあたった人もいれば，あたらなかった人もいた」という話はよく聞くところですね。このような話を説明するのに，食べた食品の量の違い（摂取した病原体の量の違い）やそのヒトの免疫力や抵抗力の違いなどで片づけてきたところがあります。ところがこの違いの一因に血液型が大いに関係しているというのです。ノロウイルスの腸管上皮細胞への結合は，個人固有の組織・血液型で規定されているという報告がされました。詳細なことはこれからですが，O 型のヒトは感染率が著しく高く，B 型のヒトは感染と発症のリスクが低いという疫学的報告もあります。ただし，例外なのか，私は O 型ですが子供のころから生ガキを食べて一度も腹をこわしたことはありません。ところで，あなたの血液型は何型?

Chapter 6　最近の感染症の動向

Stage 66　腸管出血性大腸菌の出現

のどもと過ぎれば…とはいかないよ

腸管出血性大腸菌感染症

〈病原体〉**腸管出血性大腸菌**（vero 毒素産生大腸菌）

1）O157：H7

〈発症状況〉米国では 1982 年にハンバーガー集団下痢からはじめて分離されました。毎年約 200 人の患者・死者，2 万人の感染者（HUS〈溶血性尿毒症症候群〉を含む）があります。日本では 1984 年にはじめて分離（吹田市）されました。1990 年に埼玉県浦和市で井戸水が原因で園児約 250 人が発症し 2 人死亡。1996 年には岡山，大阪などで大規模に発生。事件数 87 件，患者数は 10,322 人を記録しました（うち死者数 8 人）。

〈特徴〉牛肉，羊肉，井戸水，調理物，食材などから感染します。北米では 10％ から，日本では数 ％ のウシの便から分離されています。ブタやペット（イヌやネコ），シカ，ヤギなどからも分離されています。原因食材として，牛の生レバー，ホルモン枝肉，オカカ，サラダ，弁当，カイワレ大根，シーフードソース，シカ肉，生牛乳などが報告されています。プールや家庭用のビニールプール，河川，湖の水などからも感染例が知られています。赤ちゃんの糞便・嘔吐物が母親の手指を汚染し，他の人に二次感染したケースもあります。潜伏期は 4 〜 10 日で，腹痛，水溶性下痢を起こし，やがて出血性下痢をみます。幼児，老人では HUS を起こし，死にいたることもあります。

2）O111

1986 年に 22 名が感染し，うち 1 名が死亡したのが最初の集団感染の報告例です。それ以降，保育所や幼稚園を中心に集団感染例が多数報告されていますが，いずれもヒトからヒトへ感染したと考えられています。一

方，食中毒例としては，2004年に海外への修学旅行に行った高校生と教職員102名が感染しました。2011年には，北陸や関東においてユッケや焼肉（カルビ，ロース）による食中毒例があり，4名が死亡しました。

3) O26

これまでの報告件数は60件以上に及びます。O111と同様，保育所や幼稚園で起こっています。また，井戸水，山間部の生活利用水，貯水槽などからの感染もいくつか報告されています。

4) O104

2011年，16ヶ国で約50人以上（HUSによるものが約40人）の死者を出し，罹患者は約4000人に及ぶ食中毒例が起こりました。ドイツ北部で患者が増加し他の国にも広がりました。原因食品としては，もやしやきゅうり，スプラウト（植物の新芽の総称で発芽野菜など）が疑われています。

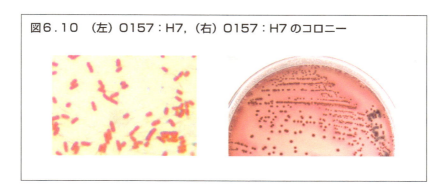

図6.10　(左) O157：H7, (右) O157：H7のコロニー

memo　O157：H7はO抗原血清型（菌体表面抗原）の173種類あるうちの157番目で，H抗原（鞭毛抗原，60種以上）のうちの7番目の大腸菌ということになります。vero毒素（VT1，VT2）を産生し，約33種類のvero毒素産生大腸菌が知られています。赤痢菌と遺伝子組換えを起こし，毒素産生性を獲得したといわれます。

POINT 66

◆ ベロ毒素産生菌はO157：H7以外にも，O26，O111，O104などがあります。O26：H9などが谷川の山水の水源貯留配水タンクの貯水槽や井戸水から感染した例が報告されています。

Chapter 6　最近の感染症の動向

Stage 67　水がかかわる感染症

団塊の世代以上の方，要注意！

　水がかかわる感染様式を水系感染といいます。これまでにも，腸管出血性大腸菌，クリプトスポリジウム原虫，ノロウイルス，コレラ菌などを紹介してきました。ここでは水系感染はするのですが，消化器感染症とは多少異なる症状を呈する菌を2つほど紹介します。

ピロリ菌感染症

〈病原体〉ヘリコバクター・ピロリ（*Helicobacter pylori*）

　ヒトの胃は胃酸によって無菌的といわれていましたが，1970年後半になりらせん菌が確認されました。はじめは別の名前（キャンピロバクター）でしたが，1989年にヘリコバクターと改名されました。胃の中に生息することがわかり，胃炎・胃潰瘍・十二指腸潰瘍の原因になることも明らかにされました。胃潰瘍の患者の7～9割，十二指腸潰瘍患者の9～10割が感染しているといわれています。日本人の65歳以上の6～7割が保有（日本人7000万人がすでに感染）しているといわれます。

　経口感染が有力で，水系感染，糞口感染（糞 → 水 → 口）すると考えられています。食品からの感染はまだ不明な点があります。衛生環境（上下水道の完備）と関係しており，発展途上国ほど感染率が高くなっています。ただし，欧米に比べ日本人の感染率は高いといわれます。

　ピロリ菌はウレアーゼ（酵素）を産生して胃中の尿素をアンモニアに変え，自らの周りをアルカリ環境に保つ（胃酸を中和する）ことにより，胃の中でも生息できるのです。

　症状として，胃痛，胸やけ，吐き気，嘔吐，出血などを起こします。胃炎は慢性（表層性）胃炎となり，慢性萎縮性胃炎・消化性潰瘍，十二指腸潰瘍に移行します。胃がんとの関わりもあると考えられています。

　尿素呼気試験，血清学的診断，遺伝子学的方法（PCR法）診断などがあります。2剤併用〔抗潰瘍剤（酸分泌抑制剤）＋抗生物質（抗菌）〕あ

るいは，3剤併用（2剤＋別の抗生剤）によって治療します。

レジオネラ症（在郷軍人病）

〈病原体〉レジオネラ菌（*Legionella pneumophila*）

名前は legionella（在郷軍人），pneumophila（フィラデルフィアで肺炎様の症状）に由来します。1976年米国フィラデルフィアのホテルで在郷軍人の集会があった際に，**空調の冷却水**の中で菌が繁殖し，空気中に拡散されました。吸引した高齢者に肺炎様の病気を起こし，4400人の出席者のうち221人が発症，34人が死亡しました。日本では，1996年に東京で院内感染があり，幼児が2人死亡しています。

レジオネラ属は水系感染します。土壌など広く自然界に分布し，高温環境にも強いという特徴があります。最近は，**24時間風呂**や**温泉**（高濃度に生存するため）などでの感染が問題となっています。

図6.11 （左）ピロリ菌，（右）レジオネラ菌

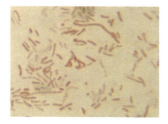 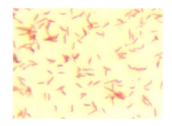

POINT 67

◆ピロリ菌はすでに日本人の65歳以上の60〜70％が保有しているといわれます。若い人でも，保有しているからといってすぐ発病するわけではないようです。いつも胃が痛くなる人は一度検査をおすすめします。おふろの水も毎日かえたほうがよいみたいですね。

Chapter 6　最近の感染症の動向

Stage 68　プリオン病の出現

タンパク質が感染する世の中

　プリオン（prion）という語は，proteinaceous infectious particle に由来します。**プリオンタンパク**（prion protein：PrP）は従来の微生物（核酸＋タンパク質）とは異なり，感染性と遺伝性の2面性をもつタンパク質といえます。ここでは，ヒトと動物のプリオン病について紹介します。

ヒトのプリオン病

1）クロイツフェルト・ヤコブ病（Creutzfeldt-Jakob disease：CJD）

　1920年より知られており，発症は100〜200万人に1人といわれます。CJDは原因や症状によって分類されています。

- a) **弧発性（散発性，特発性）CJD（sporadic CJD）**　原因不明の散発例の場合です。1979〜90年まで534人が死亡し，50歳代の発症が多くなっています。発症後は1〜2年で死亡します。進行性痴呆，意識障害，無動・無言状態などの症状を呈します。
- b) **家族性 CJD（familial CJD）**　家族内で遺伝子変異により起こった場合です。40歳代から発病します。
- c) **医原性 CJD（iatrogenic CJD）**　1987年より，薬害ヤコブとして知られるようになりました。1996年に初の訴訟があり，現在まで80症例がみられています。脳硬膜移植，角膜移植，成長ホルモン投与，手術器具（脳深部電極）などによって感染しました。
- d) **異型（新型）CJD（new variant CJD）**　BSEがヒトに感染したと推測されるものを，異型CJDといいます。1996年にはじめて報告され，現在までに111例（英国）がみられています。2008年に死者が100人をこしたと報告されました。

2）クールー病（kuru）

　パプアニューギニアにおいて食人習慣（カニバリズム）のある部族で起こっていました。現在，その習慣はなくなったので発病もなくなりまし

た。小脳失調症を起こします。

3)その他

ゲルストマン・ストライスラー・シャインカー病（Gerstmann-Sträussler-Scheinker syndrome：GSS）や致死性家族性不眠症（fetal familial insomnia：FFI）など遺伝性の疾患が知られています。

プリオンタンパクの特徴

正常プリオン（cellular PrP：PrPc）が外部からの異常プリオンの侵入，偶発的変換，遺伝子発現調節の異常などにより異常プリオン（scrapie PrP：PrPsc）に変化します。正常プリオンと異常プリオンの一次構造（アミノ酸配列）はちがいませんが，二次構造（三次構造）が変化するために，タンパク質分解酵素に対する感受性が異なってきます。また，異常プリオンは100℃や121℃，2気圧（高圧滅菌）でも耐熱性をもつため，不活化するためには180℃，30分あるいは3気圧，135℃，20～60分の処置が必要です（＊正常プリオンは60～70℃で変性）。

正常プリオン遺伝子は健康なヒトにも存在し，なんらかの生理的役割（記憶や生活リズム？）を担っていると考えられます。

図6.12　(左)プリオンタンパクの構造，(右)プリオン病巣の免疫染色

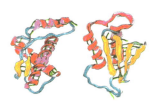
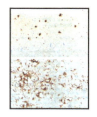
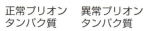

正常プリオンタンパク質　　異常プリオンタンパク質　　プリオンタンパクが褐色に染まっている

POINT 68

◆プリオン病の発症機序は不明ですが，100万人に1人の病気ということで，がんの発症率と比べるとはるかに低いのです。

Chapter 6　最近の感染症の動向

Stage 69　牛海綿状脳症

お肉食べても大丈夫？

　プリオン病は動物にもあります。特に問題となった牛海綿状脳症（bovine spongiform encephalopathy：BSE）について詳しく紹介します。また，食の安全という観点から，ウシの肉は大丈夫かどうか考察してみます。

牛海綿状脳症（ウシのプリオン病）

〈BSEの歴史的背景〉

英国	1986年	英国において最初のBSEが報告（1985年発症）
		スクレイピー罹患ヒツジの脳を含む飼料 → ウシが摂取 → 発症
	1992年	発生が最盛期となり，週1,000頭発病 → 3～4万頭発症／年間
	1996年	変異型CJD（10例）が報告，BSEとの関連が示唆。すべての肉骨粉を没収
	1996～2004年	約530万頭が屠殺処分，18万頭以上の発症が確認された
EU	2004年まで680万頭検査 → 250頭（1頭/3万頭）が陽性（2001年）	
米国	2003年	はじめてBSE感染牛が確認
日本	2001年	はじめて陽性牛を発見（9月）～2008年2月まで陽性34例

　〈特徴〉神経過敏，震え，運動失調をきたし，数週間～数ヶ月で死亡します。異常プリオンは神経細胞内に蓄積し，神経細胞の変性と脱落を起こし，脳組織を海綿（スポンジ）状にします。危険部位は，脳，脊髄，眼球，回腸遠位部に限定され（表6.3），肉は汚染しないかぎり大丈夫といわれます。

他の動物のプリオン病

1）スクレイピー（scrapie）

　18世紀より知られる（200年の歴史）ヒツジのプリオン病です。日本では1974年に侵入し，58頭が発症しました。ヒツジ同士で自然感染していましたが，その感染源（脳）をウシが摂取することにより，BSEが出現しました。ヒトに感染したという報告はありません。

2）シカ慢性消耗症，伝染性ミンク脳症（TME），ネコ海綿状脳症

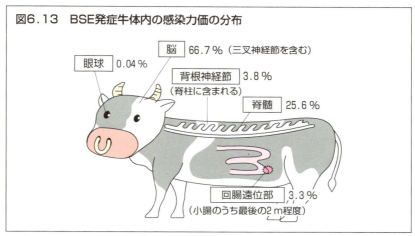

図6.13　BSE発症牛体内の感染力価の分布
- 眼球　0.04％
- 脳　66.7％（三叉神経節を含む）
- 背根神経節　3.8％（脊柱に含まれる）
- 脊髄　25.6％
- 回腸遠位部　3.3％（小腸のうち最後の2m程度）

（FSE）。その他に，ピューマ，チータ，トラなど（ただし，動物園の人工飼料による）。

表6.3　反芻動物（主にヒツジ）臓器の危険度分類（WHOによる）

感染性がある…脳，脊髄，眼球
やや疑われる…小腸，リンパ節，近位部大腸，脾，扁桃，硬膜，下垂体，副腎，胎盤，脳脊
ほとんどないと思われるもの…遠位部大腸，鼻粘膜，末梢神経，骨髄，肝，膵，肺，胸腺
検出できないもの…筋肉，骨，血液，糞便，心臓，腎臓（尿），乳腺（乳），唾液，生殖器

memo　ウシの肉を食べると…という風害？が一時世間を騒がせましたが，いろいろ検討してもその確率はきわめて低いことがわかります。また，日本では徹底した検査を行っているので，その確率は皆無といっていいかもしれません。むしろ怖いのは，その網の目をくぐり抜けて虚偽の届け出をしたり，偽った食品表示をされることでしょう。また，牛肉を食べて他の食中毒や経口感染症の起こる確率の方がはるかに高いともいえます。ましてやタバコによって肺がんになる確率と比べると，これはもう話になりませんね…。

POINT 69

◆BSEの一次検査（スクリーニング）は各地方の保健所などで短時間に多量の検査可能なELISA法で行い，疑わしきは罰する方式で決めます。陽性が出たら，専門機関で精密検査（ウエスタンブロット法，免疫組織化学染色法，病理組織検査法など）を行って総合的に判定します。

Chapter 6　最近の感染症の動向

Stage 70　新型インフルエンザ
空気よめないやっかいなもの

　新型インフルエンザの「新型」というのは，大きな抗原変異によって性質や病原性の異なる型が大流行した場合に使われます（表6.4）。

1）高病原性鳥インフルエンザ（highly pathogenic avian influenza）

　A型インフルエンザの1つで，H5N1型，H5N2型，H7N1型，H7N3型，H7N7型などが高病原性をもつことがわかっています。最近問題となったのはH5N1型およびH7N9型です。

〈発生状況〉

　1997年　香港で死亡した3歳児からA（H5N1）型が18名感染，6名が死亡。
　1999年～2003年　香港，マカオ，イタリア，オランダなどで報告。
　2003年　韓国の農場での発生が報告　→　日本を含めアジア各国で確認。
　2004年までに，東南アジアの各国，オランダ，カナダ，米国，中国などで報告。
　日本では，1925年以来発生はなし　→　2003年，79年ぶりにN5N1発症。

〈特徴〉

　渡り鳥，水鳥，海鳥，野生のカモなどが伝播するといわれています。ニワトリ，七面鳥，ウズラ，アヒルなどの排泄物を，粉塵，土壌，飛沫とともに吸入することによって起こります。しかし今のところ，鳥類に高病原性であっても，ヒトへの感染は稀であると考えられています。ヒトには，トリとの濃厚（内臓や排泄物）な接触や飛沫などにより感染します。鶏肉や鶏卵を食べたことによってヒトが感染した報告例は今までのところありません。トリの発症は，2004年1月，山口県の採卵養鶏場（35,000羽飼養）にてH5N1亜型による感染がみられました。2004年2月には大分県で飼育されていたチャボ13羽が突然死亡した例があります。

2）新型（豚）インフルエンザ

　2009年4月にメキシコの農場での流行が初めて報告され世界的に流行しました。豚の間で流行していたウイルスが人に直接感染し，それから流行が拡大したとされています。このため，当初は「豚インフルエンザ」とも呼ばれていました。流行初期にメキシコでの死亡率が非常に高いと報道

されましたが,実際の致死率は季節性インフルエンザ並みといわれています。日本での受診者数は約900万人と推計されています。入院患者は約8000人で,このうち350人が急性脳症と診断され,基礎疾患のある65人が死亡しています。

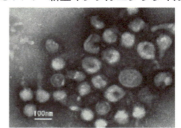
図6.14 新型インフルエンザウイルス

提供:広島市衛生研究所

表6.4 インフルエンザの比較

	従来の(季節型)インフルエンザ	新型(豚)インフルエンザ	(高病原性)鳥インフルエンザ
ウイルス型	A型,B型,C型 H1N1,H2N2,H3N2など	豚由来のA型 H1N1	H5N1
毒性	弱毒型	弱毒型	強毒型
ウイルス増殖	鼻,のど,肺などで増殖	鼻,のど,肺などで増殖	全身で増殖
感染宿主	ヒト → ヒト	ヒト → ヒト	トリ → トリ トリ → ヒト(濃厚接触で稀に) ヒト → ヒトほぼなし
周期	毎冬	10〜40年に1回	特になし
免疫	ある程度免疫あり	免疫なし→伝染力大	免疫なし
潜伏期	2〜5日	1〜7日	短い
症状	下痢は少ない	患者の1/4は下痢,嘔吐	全身性,さまざま
重症化	多くは軽症 → 数日で回復 ただし,高齢者,妊婦が重症化しやすい	多くは軽症 → 数日で回復 ただし,若い人,妊婦,基礎疾患のある人が重症化	下気道症状を起こすと重症化
致死率(参考)	0.1%以下	0.3〜0.5%(日本:0.1%以下)	ニワトリ:ほぼ100% ヒト:約60%
患者年齢	主に5歳未満,65歳以上	14歳以下が8割	特になし
ワクチン	毎年製造される季節型のワクチン → 重症化を阻止	新型にあったワクチンでないと効かない	トリ用はあるが,ヒト用はない
参考	死者:200〜2000人/年 (世界)25〜50万人/年	致死率 スペイン型:2〜3% アジア型:0.2%以下, 香港型:0.2%以下	ヒトにはトリとの濃厚接触でしか感染しないが,感染すると致死率は高い

POINT 70

◆今のところ,鶏肉や鶏卵を食べたことによってヒトが感染した例はありません。

Chapter 6　最近の感染症の動向

Stage 71　SARS, MERS や COVID-19 の出現
忍者のように変身だ

　SARS とは，重症急性呼吸器症候群（severe acute respiratory syndrome）のことです。一時大きな問題となりましたが，現在は発症は見られません。ところが，2012 年になって新たに MERS（中東呼吸器症候群，Middle east respiratory syndrome），さらに 2019 年 12 月には COVID-19（新型コロナウイルス感染症）が流行し，問題となっています。

1）SARS（重症急性呼吸器症候群）

〈病原体〉**SARS 関連コロナウイルス**（SARS-associated coronavirus）

〈発生状況〉

2002 年 11 月	中国広東省で 300 人以上が感染。当初は肺炎クラミジアと思われていた。
2003 年 2 月	さらに広東省 → 香港，北京など中国の他の地域 → 台湾，カナダ，シンガポール，ベトナムへと感染が拡大。
日本での SARS の伝播は確認されていない	

〈感染経路〉ヒトからヒトへ感染します（動物を介して感染する証拠は今のところない）。最も感染の危険性が高いのは**「SARS 患者との濃厚な（密接な）接触があったこと」**です。**気道分泌物の飛沫感染が最も危険**（患者の看護・介護，同居）といわれ，手指や物を介した接触感染，糞便からの糞口感染，空気感染の可能性なども示唆されています（例：病院内の排水管の不備による感染。同じ航空機の近い座席のヒトに感染など）。主症状は，38℃以上の発熱（最も確実），咳，息切れ，呼吸困難などです。

2）MERS（中東呼吸器症候群）

〈原因〉マーズコロナウイルス（MERS coronavirus）

〈特徴〉発症者がサウジアラビアだったので，中東呼吸器症候群（MERS）ウイルスと名づけられました。感染はコウモリやラクダ（よだれ，鼻水など）の接触感染，飛沫感染が疑われています。死亡率が SARS に比べて非常に高いようです。以降各国に広がり，2015 年には世界 25 ヶ国で発症者が出ました。中国，香港，韓国にも広がりました。感染者は家族間や医療機関に多くみられています。病原体の感染力は季節型インフル

エンザに比べて低いですが，生体外でも 48 時間生息できるといわれています（季節型インフルエンザは 4 時間）。

図 6.15 （左）SARS コロナウイルス，（右）MERS コロナウイルス

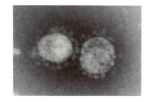 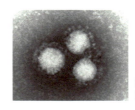

提供：
国立感染症研究所

3) COVID-19（新型コロナウイルス感染症, coronavirus disease 2019）

2019 年 12 月，中国の武漢市において確認され，全世界 200 カ国以上の地域に広がりました。感染者数は SARS や MERS とは比べものになりません。発熱や呼吸器症状，全身倦怠感等で発症し，感冒様症状が 1 週間前後持続することが多く，発症者の多くは軽症ですみますが，高齢者や基礎疾患等を有する人は重篤になる可能性があります。また，病院や高齢者施設の関係者にはクラスター（小規模な感染者集団のこと）感染が問題となっています。

〈ヒトに感染するコロナウイルスの特徴〉

	かぜ	SARS	MERS	COVID-19
発生場所	世界中	中国広東省	アラビア半島諸国	中国武漢市
宿主動物	ヒト	コウモリ→中間宿主（MERS はヒトコブラクダ）→ヒト		
感染者数	かぜの 10 ～ 15%	8,098 人（終息）	2,499 人*	1 億 7000 万人超*
致死率	極めて稀	9.6%	約 35%*	2 ～ 4%*
感染経路	飛沫（咳），接触	飛沫（咳），接触，便	飛沫（咳），接触，便	飛沫（咳），接触
潜伏期	2 ～ 4 日	2 ～ 10 日	2 ～ 14 日	1 ～ 14 日*
感染症法	なし	2 類感染症	2 類感染症	指定感染症

＊ MERS および COVID-19 の数値は 2021 年 5 月時点での暫定値

POINT 71

◆ SARS コロナウイルス，MERS コロナウイルスも COVID-19 もインフルエンザウイルスと同様，変身の術を使ったようです。コロナウイルスは，本来，かぜ程度の病原性しかなかったはずですが，なんらかの理由で病原性を獲得したようです。

Chapter 6 最近の感染症の動向

Stage 72 バイオテロリズムと微生物
対岸の火事と思っているといつか…

　日本では対岸の火事と思われていますが，米国では「白い粉」事件などが実際に起こっています。

表6.5　米国疾病予防センターによるカテゴリー

カテゴリー	特　徴	疾　患　例
A	最優先の病原体で，国の安全保障に影響を及ぼすもの	細菌：炭疽，ボツリヌス毒素，ペスト，野兎病など ウイルス：天然痘，エボラ出血熱，マールブルグ出血熱，ラッサ熱など
B	第2優先度のもの	Q熱，波状熱，鼻疽，馬脳炎，ブドウ球菌毒素など
準B	食品や水で媒介されるもの	O157：H7，赤痢，サルモネラ食中毒，コレラ，クリプトスポリジウムなど
C	遺伝子操作でつくられる	黄熱，腎症候性出血熱など

計30数種の病原体が候補にあげられたともいわれる。化学兵器としてはサリンガス，マスタードガスなどがあげられる。

強力な毒性をもつ微生物たち

1)炭疽菌（Bacillus anthracis）

　大桿菌（大きな長方形）で，竹の節状をした菌です。環境条件が悪くなると芽胞形成し，熱に強く，乾燥にも強い菌に変化します（死滅には121℃で10分以上必要）。人獣共通感染症で，ウシ，ウマ，ヤギ，ヒツジ，ブタに炭疽を起こすと，経済的に大きな打撃を受けます。土壌や感染動物から感染し，皮膚炭疽（革運搬人の病気。出血，膿疱，潰瘍を呈す），肺炭疽（毛糸選別人の病気。ほこりなどから感染し，肺炎死亡率高い），および腸炭疽（食物，肉，乳などから感染し，胃腸炎を呈す）を起こします。いずれも未治療だと敗血症となり，死にいたります。予防として，動物に弱毒生ワクチンを接種します。

2)ボツリヌス菌（Clostridium botulinum）

破傷風菌，ガス壊疽や食中毒を起こすウェルシュ菌と同じ仲間です（クロストリジウム属）。芽胞を形成するので熱に強く，強い毒性をもちます。最強の毒素を産生し，ng（mgの100万分の1）単位で致死性があります。

3) ペスト菌（*Yersinia pestis*）

皮膚が黒くなることから，かつては黒死病といわれました。ネズミに付着しているノミの咬傷によって感染します。イヌやネコが保有するとの報告もあり，肺ペスト，腺（敗血症型）ペスト，皮膚ペストがあります。今も患者6000人，死亡300人をみます。日本では数十年発症者はいません。

4) 痘瘡（天然痘）ウイルス（Variola（smallpox）virus）

17世紀の欧州では，ペスト，ハンセン病，梅毒をしのいで最大の流行を起こしました。18世紀のインドでは300万人が死亡したといわれます。1796年，ジェンナーによる最初のワクチンの概念確立とその開発により，**1979年に天然痘根絶宣言**がなされ，ワクチンである種痘ウイルスも接種されなくなりました。

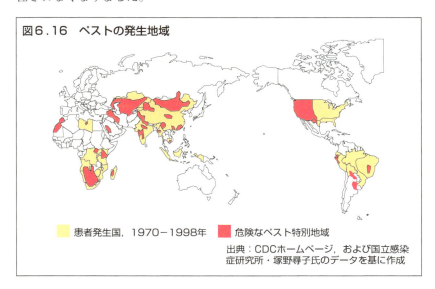

図6.16 ペストの発生地域

患者発生国，1970－1998年　危険なペスト特別地域

出典：CDCホームページ，および国立感染症研究所・塚野尋子氏のデータを基に作成

POINT 72

◆バイオテロに，炭疽菌，ボツリヌス菌，ペスト菌，痘瘡ウイルス，出血熱ウイルスが使われると，対岸の火事ではなくなります。

Chapter 6 　最近の感染症の動向

Stage 73　ミクロウオーズ・微生物の逆襲
今なぜ新興再興なのか？　まとめ

　筆者が微生物とつき合うようになったわずかの間にも，数多くの新微生物が発見されてきました．今になって，なぜSARSやMERS，MRSAや新型インフルエンザやO157なのでしょうか？　それは現在，微生物の逆襲といわれています（この言葉は，スターウオーズという映画が作製された頃から，私も個人的に授業などでよく使っていたのですが，考えることは皆さん同じようで，そのようなタイトルの本が出版されたり，一般的にもよく使われるようになってきました）．それらのほとんどが人災だといっても過言ではないかもしれません．人類は**抗生物質**や**ワクチン**という偉大な武器により数多くの微生物を撃退してきました．しかし，微生物もただ黙っていたわけではありません．耐性菌が出現し，遺伝子組換えを起こして病原性を獲得しようとしました．それが MRSA や VRE であり，**vero 毒素産生菌**や SARS や MERS の出現です．

　薬によって**常在微生物**（善玉菌）がたたかれると，逆に外界からの病原微生物におかされやすくなります．私たちが子供の頃は青鼻汁を垂らした子供が多かったのですが，これは常に微弱な微生物に刺激されていたため（すなわち**免疫**が常に働いていたため）で，そういう子供ほど大病もせず，アレルギーにもならなかったようです．ワクチンや衛生条件により宿主の環境が変わると，（微生物にとって）より**よい環境宿主（トリやブタなど）**を求めて転々とし，性質を変え，生き延びようとするのが**新型インフルエンザウイルス**であり，SARS のようです．

　子供に接種した**弱毒ポリオワクチン**が突然変異（？）により強毒化し，父親が感染死亡したという例も報告されています．**かぜウイルス**ともなると 200 以上の型が出現し，ヒト1人がひととおり感染するためには 40 年以上はかかる計算となります．

　かぜといえば，その原因ウイルスの1つに**コロナウイルス**があります．従来，単なるかぜや下痢を起こすウイルスだと思われていたものが，死亡

率の高いSARSやMERSの原因であるとして今や世間を騒がせるほどになっています。その他，**人災**であるという典型的な例を紹介しますと，**ウイルス性肝炎，HIV**などは**血液製剤**や**薬物投与，注射器**の使い回しなどの人的行為がなければおそらくこれほど流行はしなかったでしょう。**乱開発**と**交通機関の発達**により，自然が乱され，これまで森林の奥の野生動物体内でひっそり暮らしていたウイルスが突然よびおこされ，人間の前に出現するようになってきました。**ラッサ熱やエボラ出血熱**です。環境の変化が，思わぬところで感染症にも影響をもたらしています。また，**地球温暖化**により**マラリア**の感染地域が広がっているそうです。今後，宇宙開発により宇宙からどんな微生物やエイリアンが侵入してくるかもわかりません。

　微生物だけではありません。**BSE**のように**プリオン**という非微生物タンパク質が感染性を示すことも明らかにされています。このBSEですら，人災といえるでしょう。元来，ウシは草食動物で，草を食べるだけで4つもある反芻胃をうまく使い分け，微生物のタンパク質合成を吸収・利用して，あのようなタンパク質豊富な肉牛の体や牛乳をつくっていたのです。そこに商業的な目的で骨肉粉などを餌として混入したがためにBSEのような疾患が出現したのです。プリオン病の1つ**クロイツフェルト・ヤコブ病**も100〜200万人に1人の病気でしたが，**硬膜移植・角膜移植**という医療行為でその患者数を増やす結果になりました。

　われわれは，地球上からすべての微生物を撲滅することは不可能であることを認識すべきです。医学が発達し，たとえO157を退治したとしても，新型のO157が出現することでしょう。もう一度自然を見直し，**善玉菌を大切にし，微生物に対する認識不足**，おごり，油断を反省し，「**3ない原則**」すなわち，**菌をつけない，菌を増やさない**，そして**菌を生かさない**という基本的予防法をしっかりと身につけ，**謙虚な気持ちで微生物とうまく共存**していくことが大切であると思います。さもないと，もっと大きなしっぺ返しを受けることにもなりかねません。

POINT 73

◆上の文章がPOINTです…それはないよ？　では太字のところがPOINTとしましょう。

Chapter 6　最近の感染症の動向

問1 MRSAについて正しいのはどれか。
a)院内感染の原因菌　b)多剤耐性　c)外毒素を産生　d)バンコマイシンが効く　e)ディフィシル毒素を産生

問2 ロタウイルス感染症について正しいのはどれか。
a)冬期に流行する　b)主に学童に流行する　c)乳幼児に流行する　d)白色下利便がみられる　e)下痢以外の症状を呈することはない

問3 ヒト免疫不全ウイルス（HIV）について正しいのはどれか。
a)T細胞が破壊される　b)抗体陽性は確定診断である　c)ワクチンでは予防できない　d)涙が感染源となる　e)汗が感染源となる　f)だ液が感染源となる　g)精液が感染源となる　h)膣分泌液が感染源となる

問4 小児に対し，冬期に感染症を多発させるウイルスはどれか。
a)A型肝炎ウイルス　b)アデノウイルス　c)ロタウイルス
d)ヒトヘルペスウイルス　e)RSウイルス　f)ノロウイルス

問5 易感染性宿主やエイズに好発するのはどれか。
a)カンジダ食道炎　b)口腔カンジダ症　c)B型肝炎　d)マイコプラズマ肺炎　e)カリニ肺炎　f)緑膿菌菌血症　g)サイトメガロウイルス肺炎　h)クリプトコッカス髄膜炎　i)アデノウイルス感染症　j)水痘・帯状疱疹

問6 正しいものには○，誤っている場合はその箇所を訂正せよ。
1) ノロウイルス食中毒は夏期に多く，近年，細菌性食中毒を上回る勢いで発症者が増加している。
2) ノロウイルス食中毒では，嘔吐物などから児童が感染したという報告はない。
3) 食前加熱が無効な食中毒には，ボツリヌス中毒，ブドウ球菌中毒，フグ（テトロドトキシン）中毒，腸管出血性大腸菌感染症（ベロ毒素中毒）などがある。
4) 高病原性鳥インフルエンザウイルスは，ヒトに感染性が強く，

過去にヒトの間で大流行を起こした。
5) 重症急性呼吸器症候群 SARS は，ヒトに感染性が強く，過去にヒトの間で大流行を起こした。
6) ウエストナイル熱は現在アフリカでしか流行をみないが，他の大陸にも広がる可能性がある。
7) 腸管出血性大腸菌感染症には，O157：H7 以外にも O26 や O111 などの水系感染が知られている。
8) 最近問題になっている SARS の原因微生物は，元来下痢を起こしていたウイルスが変化したものと考えられている。
9) かぜの原因ウイルスが手指から感染したり，下痢症ウイルスが空気から感染するなど感染経路が複雑化しているため，「手洗い，うがい」などはそれらの感染症の予防法に役立たない。
10) バイオテロリズムに利用される微生物として最も警戒されているものに，天然痘ウイルス，エボラ出血熱ウイルス，炭疽菌などがあげられている。
11) ボツリヌス毒素は青酸カリの 10 倍の毒性をもつといわれている。
12) ペスト，梅毒，天然痘，インフルエンザなどは過去に大流行を起こし，人類の歴史にもかかわってきたことが指摘されている。
13) 正常プリオン遺伝子は健康なヒトにも存在し，なんらかの役割を担っているといわれている。
14) 健康なヒトでもがん遺伝子をもち，常にがん細胞が体の中でつくられている。
15) 新興・再興感染症の出現には，農薬の使用が関係している。
16) 新興・再興感染症の出現には，地球温暖化，未開の森林などの開発，人獣共通感染症の拡大，ヒトや物の移動の拡大などがあげられる。
17) HIV（ヒト免疫不全ウイルス）は，HIV により汚染された血液を介してのみ伝搬する。
18) HTLV（ヒト T 細胞白血病ウイルス）は，成人 B 細胞白血病を引き起こす。
19) インフルエンザ流行の原因の 1 つとして，周期的に大きな抗

Chapter 6　最近の感染症の動向

原変異の起こることがあげられる。

20) クリプトスポリジウムは，糞便で汚染された水道水で感染するが，通常の塩素消毒で死滅する。

21) 中東呼吸器症候群（MERS）はSARSと同様に変異を起こしたコロナウイルスが原因で，コウモリやウシ（よだれ，鼻水など）の接触感染が疑われている。

22) デング熱・デング出血熱ウイルス，ニパウイルス，ヘンドラウイルス，リッサウイルスによる感染症は，コウモリや家畜などが媒介することが知られている。

23) 重症熱性血小板減少症候群（SFTS）ウイルス感染症は，主にマダニの咬傷により感染するが，2009年に日本の山岳地域での発症が初めて報告された。

24) 南米出血熱は，アルゼンチン出血熱，ボリビア出血熱，ベネズエラ出血熱，ブラジル出血熱などの総称で，出血性熱性疾患を起こす。

25) 新型（豚）インフルエンザは2009年にメキシコの農場での発症が初めて報告されたが，致死率は季節性インフルエンザ並みといわれている。

解　答

問1：a, b, c, d
問2：a, c, d, e
問3：a, b, c, g, h
問4：c, e
問5：a, b, e, g, h, j
問6：
1) 夏ではなく冬に多い。
2) 報告がある。
3) ボツリヌス毒素やベロ毒素は加熱により失活する。
4) ヒトからヒトの感染はほとんどない。
5) ○
6) 現在アメリカ大陸まで拡散。
7) ○
8) かぜを起こすコロナウイルス。
9) 手洗い・うがいは効果的。
10) ○
11) もっと強い（計算上は1000万倍）
12) ○
13) ○
14) ○
15) 農薬は特に関係ない。
16) ○
17) 血液ばかりでなく精液，膣分泌液なども感染源となる。
18) 成人T細胞白血病を起こす。
19) ○
20) 塩素にはかなり抵抗性を示す。
21) ラクダが疑われている。
22) デング熱・デング出血熱は力が媒介する。
23) 中国の山岳地帯で初めて発症した。
24) ○
25) ○

□ 人と細菌の歴史
□ 人とウイルスの歴史
□ 感染症と歴史

Chapter 7
微生物の歴史

人類の誕生から人と微生物のかかわりが始まったと思われますが，長い間，人々は微生物の存在をわからず，自分たちを苦しめる疫病は神罰の仕業と考えていました。天然痘やインフルエンザは紀元前からすでに大流行していたようで，紀元前412年，「医学の父」と呼ばれたヒポクラテスが，インフルエンザと思われる病気の大発生について記録しています。しかし，彼も疫病の原因が瘴気（汚れた空気）によるものと考えていました。17世紀になって微生物の存在が明らかとなり，感染症の原因微生物が次々と発見され，その治療法が開発されるまでに感染症の大流行は続きました。もし感染症の大流行がなければ，ローマ帝国の滅亡，コロンブスのアメリカ大陸発見がもたらしたインディオの減少，インカ帝国の滅亡，ナポレオンの敗北，第一次，第二次大戦における多数の死者など，歴史を変えるほどの出来事は起こることなく世界の様相は変わっていただろうといわれています。この章では，人と微生物のかかわり，感染症の歴史について紹介します。

Chapter 7　微生物の歴史

Stage 74　人と細菌の歴史
細菌の発見，細菌学者たちの功績

　世界で最初に微生物が見られたのは17世紀になってからです。ここでは人と細菌の歴史を紹介します。

世界で最初に微生物を見たのは誰？

　レンズや虫眼鏡は昔（1300年代）からあったのですが，1600年代になってロバート・フック（英）は，20〜30倍率の顕微鏡をつくり，コルクを観察して細胞（cell）を見ることに初めて成功しました。その後，アントニ・ファン・レーウェンフック（蘭）は，300倍もの倍率の顕微鏡を開発し，水中の生物（原虫）を見ることに成功しました。これは17世紀末のことで，人類が初めて微生物を見た瞬間です。さらに彼は多くの微生物や細胞を発見しました。クリスチャン・G・エーレンベルク（独）は多数の微生物を観察し，ギリシア語で小さな杖を意味する「バクテリア＝細菌」という言葉を提唱し，「細菌」の名づけ親となりました。

近代細菌学の開祖たち

　顕微鏡のおかげで細菌がいくつも発見されるようになりました。1860年以降，ルイ・パスツール（仏）は，細菌によるアルコール発酵の証明，病原細菌の殺菌方法（パスツリゼーション法）の開発，嫌気性菌の培養・発見，さらに弱毒ワクチンの確立（ジェンナーの天然痘ワクチンを証明，狂犬病ワクチンの開発）など多大な功績を残しました。1870年代，ロベルト・コッホ（独）は，細菌培養法の基礎を確立し，炭疽，結核，コレラ，ジフテリアなど多くの細菌を発見しました。20世紀に入ると，ジョーゼフ・リスター（英）は，術野や手術用具の消毒法を考案しました。1929年にはアレクサンダー・フレミング（英）によって抗生物質ペニシリンが発見されました。

日本の細菌学の活躍

1889年，北里柴三郎は破傷風菌の培養に成功し，破傷風菌の免疫血清による血清療法を確立しました。また，インフルエンザ菌やペスト菌を発見しました。1897年，志賀潔は赤痢菌（志賀赤痢菌）を発見し，化学療法においても先駆者と評されました。野口英世は梅毒の病原体を初めて発見し，黄熱病の研究に没頭しました。1912年，秦佐八郎はパウロ・エールリッヒ（独）とともに梅毒に有効な治療薬サルバルサンを発見し，細菌性疾患に対する化学療法剤の第一歩を確立しました。

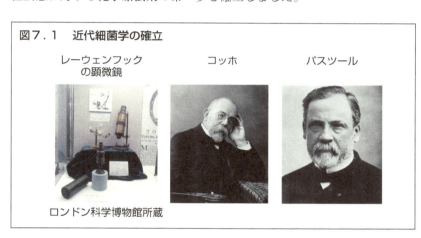

図7.1　近代細菌学の確立

レーウェンフックの顕微鏡　　コッホ　　パスツール

ロンドン科学博物館所蔵

POINT 74

◆レーウェンフック，近代細菌学の開祖であるパスツールやコッホ，日本の細菌学者，北里柴三郎，志賀潔や野口英世などがどんな功績を残したかが簡単に説明できればOK。

Chapter 7　微生物の歴史

Stage 75　人とウイルスの歴史

ウイルスの発見，ウイルス学の進展

　ウイルスが発見されたのは，細菌の発見よりも50年ほど遅く，19世紀の終わりごろになります。

ウイルスの発見に至るまでの長い道のり

　1796年にエドワード・ジェンナーが予防接種の開発を行い（Column，p.145），その後，ルイ・パスツールによって狂犬病の予防接種が確立されましたが，依然としてそれらの病原体がウイルスであることはわかりませんでした。ディミトリ・イワノフスキー（露）は，1892年，タバコモザイク病（タバコの葉に斑点ができる植物の病気）の病原体が，小さな細菌でも通れない「細菌ろ過器」を通過することを発見しました。1898年には，マルティヌス・ベイエリンク（蘭）がタバコモザイク病の病原体が「生命をもった感染性の液体」であることを証明し，同じ頃，フレドリッヒ・レフレルとポール・フロシュ（独）は，口蹄疫の病原体が「ろ過性病原体」であることを証明しました。

電子顕微鏡により続々とウイルス発見

　ウイルスを眼で見ることができるようになったのは，電子顕微鏡が発明されてからになります。1935年，ウェンデル・スタンリー（米）は，タバコモザイク病のろ過性病原体を結晶化し，ウイルスを初めて分離することに成功して電子顕微鏡で観察しました。1955年，フレンケル・コンラートとロブリー・ウィリアムズ（米）により，精製されたウイルスのRNAと，それを包むカプシドタンパク質が結合してウイルスとして機能することが示され，また，ロザリンド・フランクリン（英）はその構造解析を行いました。さらに，細菌に感染するバクテリオファージ（ファージともいう）が発見されてからはウイルスの遺伝子学的な研究が行われるようになり，これを契機にウイルスの増殖や本体解明の研究が急速に進むよ

うになりました。

まだまだ続く新たなウイルスの発見

　2003年には，原虫（アメーバ原虫）に感染する巨大なミミウイルス，ママウイルスやメガウイルスが新たに発見されました。これらは大きさ（約 $0.4\,\mu m$ ～ $0.7\,\mu m$）が細菌に近いので，しばらくは細菌と考えられていました。さらに2013年，アメーバからパンドラウイルス（細菌とほぼ同じ大きさで，長さ $1\,\mu m$，幅 $0.5\,\mu m$）が，2014年にはシベリアの凍土からパンドラウイルスよりもさらに大きなピソウイルスが発見されました。未知のウイルスの発見はまだまだ続くようです。次に「パンドラの箱」から出てくるのはどんなウイルスなのでしょうか？

図7.2　タバコモザイクウイルス

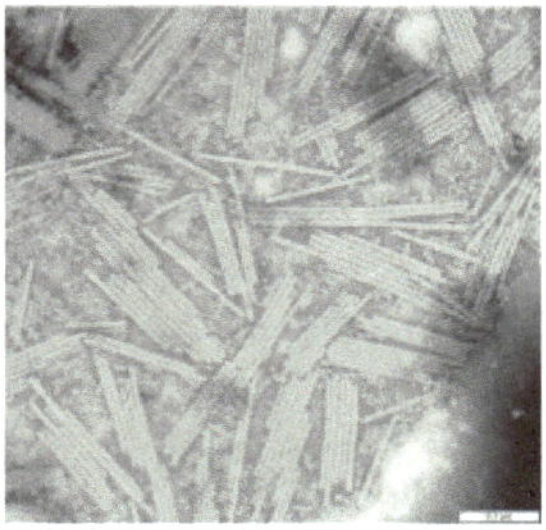

出典：Wikipedia

POINT 75

◆イワノフスキー，スタンリー，フランクリンなどがどんな功績を残したが簡単に説明できれば OK。

Chapter 7　微生物の歴史

Stage 76　感染症と歴史

人類の歴史を動かした微生物たち

　歴史学に「もし」とか「だったら」という言葉は禁句だそうですが，それでも，もしこれらの感染症がなければ，日本や世界の歴史が変わっていたかもしれません。

コロンブス一行による感染症の交換「梅毒トレポネーマ」

　コロンブス一行がアメリカ大陸に渡ることにより，ヨーロッパからアメリカ大陸に持ち込まれた感染症には，コレラ，ペスト，猩紅熱，結核，腸チフス，インフルエンザ，麻疹，天然痘，マラリアなどがあるといわれています。免疫をもたなかった先住民の約8割の人が死んだといわれています。一方，新大陸からヨーロッパへもち帰ったとされている感染症としては梅毒があります。梅毒はバスコ・ダ・ガマの一行が1498年頃インドにもたらし，イタリア戦争ではフランス軍をナポリから撤退させたといわれています。日本には，1512年に中国より倭寇を通じて伝わったとされています。

地震・雷・火事・「はしかウイルス」

　日本では，「天然痘はあばたを残すが，はしかは命に関わる」と恐れられていました。平安・鎌倉時代には「あかもがさ」（もがさ＝天然痘）といわれ，貴族の人たちや北条家の人々に感染し，多数の人が死亡して政治に大混乱をきたしたといわれます。江戸時代には将軍徳川綱吉などが感染し，地震や火事とともに怖れられていました。幕末には江戸だけで約24万人の死者が出たそうです。

コロリといわれ日本でも大流行した「コレラ菌」

　1800年以降，アジア，アフリカ，ヨーロッパ，南北アメリカなど全世界的規模で計6回にわたる大流行が起こりました。日本においても，文政

のコレラや安政のコレラでは，江戸だけで数万人以上が死亡し，1862年には56万人の患者が出て7万3千人が死亡したといわれています。明治になってからも2，3年間隔で数万人の患者を出す流行が続き，死者が10万人を数えたこともあったようです。

その他，14世紀の世界人口を半分に減らしたとされるペスト（黒死病ともよばれる），ローマ帝国の歴史や6世紀の日本の歴史にも影響した痘瘡（天然痘，p.21），ナポレオンの野望を打ち砕いた発疹チフス（p.63），第1次世界大戦でドイツの進撃を阻んだインフルエンザ（Stage48参照），結核菌（Stage47参照）なども世界を脅かした感染症です。

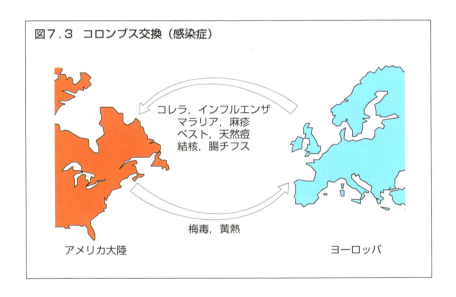

図7.3 コロンブス交換（感染症）

POINT 76

◆ 13世紀のハンセン病，14世紀のペスト，16世紀の梅毒，17世紀の天然痘，18世紀の発疹チフス，19世紀のコレラ，20世紀のインフルエンザなどが歴史を動かしました。

参考図書

戸田新細菌学：吉田眞一・柳雄介編，南山堂，2002年
病原ウイルス学：加藤四郎・岸田綱太郎編集，金芳堂，1997年
微生物学・免疫学：緒方幸雄・神谷茂著，医学評論社，2002年
くらしと微生物：村尾沢夫・藤井ミチ子・荒井基夫著，培風館，1994年
国民衛生の動向・厚生の指標：厚生統計協会　61巻（9号），2014／2015年
地球をまもる小さな生き物たち：児玉徹・大竹久夫・矢木修身著，技報堂出版，1995年
ケネディを大統領にした微生物：バーナード・ディクソン著（堀越弘毅ら訳），シュプリンガー・フェアラーク東京，1995年
食環境と健康：辻啓介編，第一出版，2000年
公衆衛生・医療総論：豊沢隆弘・高橋茂樹・長谷川友紀著，医学評論社，1992年
ネズミ，シラミ，文明：ハンス・ジンサー著，みすず書房，1984年
微生物学用語集：日本細菌学会用語委員会編，南山堂，2007年

付表 1 主な細菌の分類 (バーギーの分類を一部改)

染色性	形態	属	種
グラム陽性	球菌	ブドウ球菌 レンサ球菌 腸球菌	黄色ブドウ球菌, 表皮ブドウ球菌 化膿レンサ球菌, 肺炎球菌 大腸レンサ球菌
	桿菌	バチルス クロストリジウム リステリア コリネバクテリウム マイコバクテリウム アクチノマイセス ノカルジア ストレプトマイセス ラクトバシラス ビフィドバクテリウム	炭疽菌, 枯草菌, セレウス菌 破傷風菌, ボツリヌス菌, ウェルシュ菌 (ガス壊疽菌) リステリア菌 ジフテリア菌 結核菌, ライ菌 (抗酸菌群) 放線菌 ノカルジア菌 ストレプトマイセス菌 乳酸桿菌 (ブルガリア菌など) ビフィズス菌
グラム陰性	球菌	ナイセリア モラクセラ	淋菌, 髄膜炎菌 カタール球菌
	桿菌	シュードモナス ボルデテラ ブルセラ バルトネラ フランシセラ レジオネラ	緑膿菌, セパシア菌 (ブルクホルデリア菌) 百日咳菌 ブルセラ菌 (波状熱菌) ネコ引っ掻き病菌 野兎病菌 レジオネラ菌
	(腸内細菌科)	大腸菌 サルモネラ 赤痢菌 クレブジエラ セラチア プロテウス モルガネラ エンテロバクター エルシニア	大腸菌 腸チフス菌, パラチフス菌, 腸炎菌 (SE 菌) 志賀赤痢菌, ゾンネ菌 肺炎桿菌 セラチア菌 (霊菌) プロテウス菌 (変形菌) モルガン菌 エンテロバクター菌 ペスト菌, 腸炎エルシニア菌
	(ビブリオ科)	ビブリオ	腸炎ビブリオ, コレラ菌, バルニフィカス菌
	(パスレラ科)	ヘモフィルス パスツレラ ストレプトバチラス	インフルエンザ菌, 軟性下疳菌 マルトシダ菌 鼠咬症菌
	(嫌気性)	バクテロイデス フソバクテリウム	バクテロイデス菌 壊死桿菌
	らせん菌	スピリルム キャンピロバクター ヘリコバクター	鼠咬症スピリルム キャンピロバクター ピロリ菌
	(スピロヘータ科)	トレポネーマ ボレリア レプトスピラ	梅毒トレポネーマ ライム病ボレリア, 回帰熱ボレリア 黄疸出血性 (ワイル病) レプトスピラ
マイコプラズマ		マイコプラズマ	肺炎マイコプラズマ
リケッチア		リケッチア コクジエラ	発疹チフス・発疹熱・ツツガムシ病リケッチア Q 熱コクジエラ
クラミジア		クラミジア	トラコーマクラミジア, オーム病クラミジア

付表2 主なウイルスの分類(国際ウイルス分類委員会,ボルティモア分類を改)

DNA ウイルス

科	属	種
ポックスウイルス	Orthopoxvirus Molluscipoxvirus	痘瘡ウイルス,種痘ウイルス,牛痘ウイルス,サル痘ウイルス 伝染性軟属腫ウイルス
疱疹(ヘルペス)ウイルス	Simplexvirus Varicellovirus Lymphocryptovirus Cytomegalovirus Roseolovirus	単純疱疹(ヘルペス)ウイルス1型,2型(HHV-1,2) 水痘・帯状疱疹ウイルス(HHV-3) エプシュタイン・バー(EB)ウイルス(HHV-4) サイトメガロウイルス(HHV-5) 突発性発疹症ウイルス(HHV-6,7)
アデノウイルス	Mastadenovirus	ヒトアデノウイルス
ポリオーマウイルス	Polyomavirus	SV40,JC(PML)ウイルス,BKウイルス
パピローマウイルス	Papillomavirus	ヒト乳頭腫(パピローマ)ウイルス
パルボウイルス	Erythrovirus	伝染性紅斑ウイルス(B19)
ヘパドナウイルス	Orthhepadnavirus	B型肝炎ウイルス

RNA ウイルス

科	属	種
ピコルナウイルス	Enterovirus Rhinovirus Aphthovirus Hepatovirus Kobuvirus	ポリオ・コクサッキー・ECHO・エンテロウイルス ヒトライノウイルス 口蹄疫ウイルス A型肝炎ウイルス アイチウイルス
カリシウイルス	Norovirus Sapovirus Hepevirus	ノロウイルス サポウイルス E型肝炎ウイルス
アストロウイルス	Mamastrovirus	アストロウイルス
トガウイルス	Alphavirus Rubivirus	西部ウマ脳炎・東部ウマ脳炎・ベネズエラウマ脳炎ウイルス 風疹ウイルス
フラビウイルス	Flavivirus Hepacvirus	黄熱・日本脳炎・デング熱・ウエストナイル熱ウイルス C型肝炎ウイルス
レオウイルス	Rotavirus	ロタウイルス
オルソミキソウイルス	Influenzavirus A, B, C	インフルエンザA型,B型,C型
パラミキソウイルス	Rubulavirus Respirovirus Henipavirus Morbillivirus Pneumovirus	流行性耳下腺炎(ムンプス)・パラインフルエンザウイルス センダイウイルス ヘンドラウイルス,ニパウイルス 麻疹ウイルス ヒトRSウイルス
コロナウイルス	Coronavirus	ヒトコロナ・SARSコロナ・MERSコロナウイルス
ボルナウイルス	Bornavirus	ボルナ病ウイルス
ラブドウイルス	Lyssavirus	狂犬病ウイルス,リッサウイルス
フィロウイルス	Marburgvirus	マールブルグ病ウイルス,エボラ出血熱ウイルス
アレナウイルス	Arenavirus	ラッサ熱ウイルス,南米出血熱ウイルス,LCMウイルス
ブンヤウイルス	Hantavirus Nairovirus Phlebovirus	腎症候性出血熱ウイルス,シンノンブレ(肺症候群)ウイルス クリミアコンゴ出血熱ウイルス,SFTSウイルス リフトバレー熱ウイルス,地中海熱ウイルス
レトロウイルス	Lentivirus	ヒト免疫不全ウイルス,成人T細胞白血病ウイルス

索引

あ行

アオコ　106
赤潮　106, 113
アガロースゲル電気泳動　81, 83
秋疫　140
アクチノミセス症　133
アシドフィルス菌　102
アセチ菌　102
アデノウイルス　128, 150
アニーリング　83
アポロ病　150
アメーバ類　24
暗黒期　28
E 型肝炎　175
異染小体　11
異染小体染色　8
咽喉結膜熱　45, 128, 150
インターフェロン　59, 147
院内感染　37, 149
インフルエンザ　45, 47, 48, 128, 186
インフルエンザ菌　37, 127
ウイルス　4, 26
ウイルス学的検査　75
ウイルス性肝炎　146
ウイルス性食中毒　174
ウイロイド　4
ウエスタンブロット法　80
ウエストナイル熱　45, 166
ウェルシュ菌　124, 132
牛海綿状脳症　184
エアゾル　174
エイズ　172
A 型肝炎　146
液体培地　16

エコーウイルス　120, 134
エコーウイルス感染症　120
F 抗原　13
エボラ出血熱　45, 164, 190
エルニーニョ　166
塩素　65
エンテロウイルス　120, 150
エンテロトキシン　124
エンベロープ　26
黄色ブドウ球菌　45, 124, 148, 162
黄疸出血性レプトスピラ症　140
黄熱　45, 135
オウム病　141
オウム病クラミディア　141
応用微生物　100
O 抗原　11
オーシスト　24
汚染　36
オプソニン効果　42
温暖化　166

か行

回帰感染　36, 130
回帰熱　45, 139
回帰熱ボレリア　139
外毒素　38
火炎滅菌　60
化学療法　52, 58
夏期下痢症　120
核　10
枯草菌　104
確認培地　76
ガス壊疽　132
ガス滅菌　61
かぜ　128
学校伝染病　44
学校保健安全法　46
活性汚泥法　108
化膿性疾患　148

株化細胞　29
カプシド　26
芽胞　12
芽胞染色　8
乾熱滅菌　61
がん　150
肝がん　147
環境汚染物質　112
桿菌　6
肝硬変　147
カンジダ症　133, 147
カンジダ真菌　133, 147
感受性　38, 42
勧奨接種　48
感染　36
感染症　36
感染症法　44
感染性胃腸炎　45, 118
感度　78
感冒　128
逆性石鹸　64
逆転写酵素　59, 172
キャピラリー電気泳動　81
キャンピロバクター　123
球菌　6
急性出血性結膜炎　45, 47, 150
急性灰白髄膜炎　120
狂犬病　41, 50, 135
狂犬病予防法　46
莢膜　12
莢膜染色　8
近交系　28
菌交代症　37, 56
空気感染　40
クールー病　182
組換え DNA　88
クラミディア　4
グラム陰性　8
グラム染色　8
グラム陽性　8

クリスタル紫　8
クリプトスポリジウム感染症　121
クリミア・コンゴ出血熱　45, 165
グルタルアルデヒド　64, 146
クレゾール石鹸液　64
クロイツフェルト・ヤコブ病　45, 182
クローン　90
経口感染　40
蛍光抗体法　74, 78
形質転換　18
形質導入　19
稽留熱　119
結核・感染症発生動向調査事業　44, 46
結核菌　56, 126
結核予防法　46
結膜炎　45, 150
検疫法　44, 46
原核生物　3, 4
嫌気性培養　76
顕性感染　36
原虫　4, 24
高圧蒸気滅菌　60
好アルカリ性　15
抗塩性　15
抗原抗体反応　78
抗酸菌染色　8
抗酸性　15
コウジカビ　100
抗生物質　48, 52, 105
高層培地　16
酵素抗体法　74, 79
後天性ヒト免疫不全症候群　172
紅斑熱リケッチア　139
酵母　22, 100
酵母様真菌　22

好冷菌　103
呼吸器感染症　118, 120
国際伝染病　44
コクサッキーウイルス感染症　120
黒死病　21, 191
固形培地　16
古細菌　5, 111
コプリック斑　130
コレラ　45, 48, 118
コレラトキシン　118
コロナウイルス　27, 128, 189
コロニー　16
混合酒　100
コンタミ　17

さ行

細菌　4
細菌学的検査　75
細菌性食中毒　122
細菌性髄膜炎　134
細菌ろ過器　6, 62
細菌ろ過法　62
再興感染症　160, 163
在郷軍人病　181
最小阻止濃度　55
サイトメガロウイルス感染症　143
細胞培養　29
細胞変性効果　29
細胞融合　90
殺菌　52, 60
サフラニン　8
サル痘　45, 170
サルモネラ菌　114, 122
酸素要求性　15
酸敗　66
3ない原則　51
次亜塩素酸ナトリウム　65
ジアルジア症　45, 121

ジェンナー　145, 191
紫外線照射　62
C型肝炎　147
試験管培地　16
始原菌　111
糸状菌　22, 133
シスト　24
至適発育温度　14
シトリニン黄変米菌　104
ジフテリア　45, 126
しぶり腹　119
弱毒生ワクチン　50, 120
煮沸消毒　62
斜面培地　16
重症急性呼吸器症候群　188
出血熱　45, 164, 190
種痘ウイルス　89, 191
種名　3
醸造酒　100
消毒　60
消毒用アルコール　64
小児麻痺　120
蒸留酒　100
除菌　60
食（菌）作用　42
食品衛生法　46
食品内毒素型食中毒　124
初代培養　29
知るワクチン　51
新型インフルエンザ　45, 129, 186
真菌　4, 22
新興感染症　160
人獣共通感染症　140, 170
腎症候性出血熱　45, 167
新生児結膜炎　151
新生児髄膜炎　134
侵入性因子　38
水素イオン濃度　15
垂直感染　40
水痘・帯状疱疹　130

水分活性　14
水平感染　40
水疱　130
髄膜炎　134
スクレイピー　184
ステロイド　105
ストレプトマイシン　57,
　105
スパイク　26
スピリルム菌　140
炭疽菌　190
生化学的性状　74
性器クラミジア症　142
性器ヘルペス　143
静菌　52, 60
制限酵素　86
性行為感染症　142
正常細菌叢　42
成人T細胞白血病　172
性線毛　12
生体内毒素型食中毒　124
生物学的酸素要求量　106
生物学的性状　76
生物膜法　108
成分ワクチン　50
赤痢　45, 119
世代時間　14
接合　18
接触感染　40
セレウス菌　125
尖圭コンジローマ　143
線毛　12
染色　8
選択毒性　52
選択分離培地　76
先天性風疹症候群　45, 130
潜伏感染　36
潜伏期　36
繊毛虫類　24
素因　42
走磁性細菌　110

増殖曲線　14
属名　3
鼠咬症　140
ソンネ菌　119

た行

耐性菌　162
高病原性鳥インフルエンザ
　186
多クローン抗体　92
脱殻　28
単クローン抗体　92
単純ヘルペス　59, 130, 143
単染色　8
単球　42
腟カンジダ症　143
腟トリコモナス症　143
中東呼吸器症候群　189
腸炎エルシニア　122
腸炎ビブリオ　122
腸管出血性大腸菌　123, 178
腸チフス　119
超好熱菌　111
通性嫌気性　15
つつが虫病　138
手足口病　45, 133
DNAシークエンシング　82
DNAチップ　82
DNAポリメラーゼ　86
DNAリガーゼ　86
低温菌　15
D型肝炎　147
定着因子　38
呈味性物質　104
テトロドトキシン　124
デルブリュック菌　102
電気泳動法　80
デング熱　166
伝染性単核症　152
伝染性軟属腫　132
伝染性紅斑　131

伝染病　36
天然痘　191
テンペレートファージ　66
痘瘡　191
同定　76
トキソイドワクチン　50,
　126, 132
トキソプラズマ感染症　144
特異性　78
特殊染色　8
毒素型食中毒　124
毒素産生性因子　38
突発性発疹症　131
トラコーマ　150
トラコーマ・クラミジア
　142, 150
トランスジェニック　90
トリコモナス原虫　143

な行

内因感染　37, 148
内毒素　39
夏かぜ　128
納豆菌　101
二相性真菌　23
二次感染　37
2分裂増殖　14
日本脳炎　45, 135
日本紅斑熱　138
二名法　3
乳酸菌　101
乳児ボツリヌス症　45, 124
乳幼児下痢症　175
乳レンサ球菌　102
ヌクレオカプシド　26
ネコひっかき病　140
粘液層　12
脳炎　45, 134
囊子　25
ノックアウト　90
ノロウイルス食中毒　174

209

は行

肺炎球菌　45, 127, 149
バイオセルロース　110
バイオテロリズム　190
バイオハザード　88
バイオプラスチック　110
媒介動物　40
肺結核　126
敗血症　149
排水処理　108
梅毒　142
梅毒トレポネーマ　142
ハイブリダイゼーション　86
ハイブリドーマ　90
バーキットリンパ腫　152
バクテリオファージ　26, 72
麻疹　130
波状熱　140
破傷風　132
パスツリゼーション　62
パスツレラ・マルトシダ菌　141
パスツレラ症　141
バチルス　108
白血球　42
発酵　66
発症　36
発疹　47, 130
発疹チフス　63, 138
発疹熱　138
パピローマ：乳頭腫ウイルス　143
バラ疹　119
パラチフス　119
バルトネラ菌　140
パルボウイルス　131
バンコマイシン　162
バンコマイシン耐性黄色ブドウ球菌　162
バンコマイシン耐性腸球菌　163
ハンセン病　132
ハンターンウイルス　167
ハンタウイルス肺症候群　167
パンドラウイルス　201
非 O1 ビブリオ　123
B 型肝炎　146
微生物農薬　110
ビタミン　105
ヒト T 細胞白血病ウイルス　172
人食いバクテリア症　176
ヒトヘルペスウイルス　131
ヒト免疫不全ウイルス　172
ヒビテン　64
ビフィズス菌　102, 137
皮膚糸状菌症　133
ビブリオ・バルニフィカス　176
百日咳　47, 126
病原大腸菌　123
日和見感染　148
ビリオン　26
ビルレンス　38
ビルレントファージ　72
ピロリ菌　17, 180
ピロリ菌感染症　180
ファージ　19, 72
風疹　45, 130
封入体　29
封入体結膜炎　150
富栄養化　106
不活化ワクチン　50
不顕性感染　36
ブドウ球菌感染症　45, 148
腐敗　66
プライマー　86
プラスミド　72, 88
プリオン病　182

ブルガリア菌　101
ブルセラ菌　141
フレミング　198
プロトプラスト　18
分生子　22
分離培養　76
分類　5
平板寒天培地　16
ペスト菌　191
ペニシリン　17, 53, 105, 162
ペプチドグリカン　10
ヘモフィルス菌　151
ヘリコバクター・ピロリ　180
ヘルパンギーナ　45, 120
vero 毒素産生大腸菌　178
変異　18
変質　66
偏性嫌気性　15
偏性細胞寄生性　26
変敗　66
鞭毛　12
鞭毛染色　8
鞭毛虫類　24
胞子　22
胞子虫類　24
放射線滅菌　61
防腐　60
保菌者　38
ボツリヌス菌　21, 124, 190
ポピドンヨード　65
ポリオウイルス　120
ボルナ病　170
ホルマリン　64
ホルモン　105
ボレリア・フルグトルフェリ菌　139

ま行

マクロファージ　42

マーズコロナウイルス　189
マラリア　45，59，139
マールブルグ病　164
みずぼうそう　130
無菌性髄膜炎　45，134
無性生殖　24
ムンプスウイルス　144
命名法　3
眼疾患　150
メセンテロイデス菌　102
メタン発酵　108
メチシリン耐性黄色ブドウ球菌　162
滅菌　60
免疫血清　78

や行

薬剤感受性試験　55
薬剤耐性　56，163
野兎病　140
有性生殖　24
輸入伝染病　44
幼児急性結膜炎　150
溶存酸素量　106
溶血レンサ球菌　148
ヨードチンキ　65
予防接種法　48

ら・わ行

らい菌　132
ライム病　139
らせん菌　6
ラッサ熱　164
ランブル鞭毛虫　125
リケッチア　4
リステリア菌　134
リゾチーム　42
リポ多糖体　39
流行　36
流行性角結膜炎　45，150
流行性脳脊髄膜炎　134

流行耳下腺炎　144
淋菌　142，151
レジオネラ症　181
レトロウイルス　172
レプトスピラ症　45，140
レンサ球菌感染症　148
ロタウイルス感染症　175
ワクチン　49

欧文

abacterial meningitis　134
Acetobacter aceti　102
acquired immunodeficiency syndrome　172
acute hemorrhagic conjunctivitis　150
Adenovirus　128，150
adult T cell leukemia　172
archaea　111
archaebacteria　111
Arthrobacter simplex　105
Aspergillus oryzae　100
Aspergillus sojae　101
bacillus　6
Bacillus anthracis　190
Bacillus cereus　125
Bacillus natto　101
Bacillus subtilis　104
bacterial meningitis　134
Bartonella henselae　140
BCG　49，50
Bifidobacterium bifidum　102
BOD　106
Bordetella pertussis　126
Borna disease　170
Borrelia burgdorferi　139
Borrelia recurrentis　139
bovine spongiform encephalopathy　184
Brucella abortus　141

brucellosis　140
Campylobacter jejuni/coli　123
Candida albicans　133，143
candidiasis　133，143
cat-scratch disease　140
Chlamydia psittaci　141
Chlamydia trachomatis　142，150
cholera　118
Clostridium botulinum　124，190
Clostridium perfringens　124，132
Clostridium tetani　132
coccus　6
compromised host　37
condyloma acuminatum　143
conjugation　18
Coronavirus　128
Corynebacterium diphteriae　126
Coxiella burnetii　139
Coxsackievirus　120，133，150
CPE　29
Creutzfeldt-Jakob disease　182
Crimean-Congo hemorrhagic fever　165
Cryptosporidium parvum　121
Cytomegalovirus　144
dengue fever　166
dermatophytosis　133
diphteria　126
DNA　4
DO　106
DPT　49
dysentery　119

ebora hemorrhagic fever　164
ECHO virus　120
emerging infectious disease　160
endemic typhus　138
Entamoeba histolytica　119
Enteropathogenic *E. coli*　123
Enterovirus　120, 133, 150
epidemic parotitis　144
epidemic keratoconjunctivitis　150
epidemic typhus　138
Epstein-Barr virus　152
erythema infectiosum　131
Escherichia coli　3
exanthema subitum　131
Francisella tularensis　141
gas gangrene　132
genital chlamydiasis　142
genital herpes　143
Giardia lamblia　121
giardiasis　121
gonorrhea　142
H5N1　186
Haemophilus aegyptius　151
hand, foot and mouth disease　133
Hansen's disease　132
Hantaan virus　167
Hantavirus pulmonary syndrome　167
Helicobacter pylori　180
hemorrhagic fever with renal syndrome　167
hepatitis A　146
hepatitis B　146
hepatitis C　147
hepatitis D　147
hepatitis E　175

herpes simplex　130
Herpes simplex virus　130, 143
highly pathogenic avian influenza　186
Human herpesvirus　131, 152
Human immunodeficiency virus　172
inclusion conjuctivitis　150
infant acute conjunctivitis　150
infection　37
influenza　128
Influenza virus　128
japanese encephalitis　135
japanese spotted fever　138
kuru　182
Lactobacillus acidophilus　102
Lactobacillus bulgaricus　102
Lactobacillus delbrueckii　102
lassa fever　164
Legionella pneumophila　181
leprosy　132
Leptospira interrogans　140
leptospirosis　140
Leuconostoc mesenteroides　102
Listeria monocytogenes　134
lyme disease　139
malaria　139
Marburg disease　164
measles　130
meningococcal meningitis　134

methicillin resistant *Staphylococcus aureus*　162
MIC　55
middle east respiratory syndrome　189
molluscum contagiosum　132
monkeypox　170
monoclonal antibody　92
MRSA　162
mumpus　144
mutation　20
Mycobacterium leprae　132
Mycobacterium tuberculosis　126
NaCl　15
Neisseria gonorrhoeae　142, 151
Neisseria meningitidis　134
neonatal conjunctivitis　151
neonatal meningitis　134
Norovirus　174
Orientia tsutsugamushi　138
PAGE　81
Papilloma virus　143
Parvovirus　131
Pasteurella multocida　141
pasteurellosis　141
pathogen　37
PCB　112
PCR　82
Penicillium chrysogenum　102
Penicillium citrinum　102
pertussis　126
pH　15
pharyngoconjuctival fever　150
Plasmodium malariae　139
Plasmodium vivax　139

poliomyelitis 120
Poliovirus 120
prion 182
psittacosis 141
pulmonary tuberculosis 126
Q fever 138
rabies 135
rat-bite fever 140
recurrent fever 139
re-emerging infectious disease 160
relapsing fever 139
Respiratory syncytial virus 128
reverse transcriptase 172
Rickettsia japonica 139
Rickettsia mooseri 138
Rickettsia prowazekii 138
Rickettsia typhi 138
RNA 4
Rotavirus 175
rubella 130
Saccharomyces carlsbergensis 100
Saccharomyces cerevisiae 100
Saccharomyces sake 100
Salmonella 122
Salmonella enteritidis 122
Salmonella paratyphi 119
Salmonella typhi 119
SARS 188
scrapie 184
scrubtyphus 138
sepsis 149
septicemia 149
severe acute respiratory syndrome 188
sexually transmitted diseases 142

SFTS 171
Shigella 119
slow infection 135
Smallpox virus 191
SPF 28
Spirillum 6
Spirillum minus 140
Spirochaeta 6
Staphylococcus aureus 124, 148
Streptococcus lactis 102
Streptococcus pyogenes 148
syphilis 142
tenesmus 119
tetanus 132
Toxoplasma gondii 144
toxoplasmosis 144
trachoma 150
transduction 19
transformation 18
trans-ductant 19
Treponema pallidum 142
Trichomonas vaginalis 143
trichomoniasis vaginitis 143
tsutsugamushi disease 138
tularemia 140
typhoid fever 119
typhus fever 138
vancomycin resistant *Enterococcus* 163
vancomycin resistant *Staphylococcus aureus* 163
varicella-zoster 130
Variola virus 191
Vibrio 6
Vibrio cholerae 118
Vibrio parahaemolyticus 122

Vibrio vulnificus 176
VRE 163
VRSA 162
water activity 15
west Nile fever 166
yellow fever 135
Yersinia pestis 191

著者紹介

北元 憲利（きたもと のりとし）

1951年生まれ。山口大学農学部獣医学科卒業。獣医師免許取得（昭和50年）。大阪大学大学院医学研究科修了（医学博士）。和歌山県立医科大学助手、助教授のののち、姫路工業大学・兵庫県立大学環境人間学部教授をつとめた。兵庫県立大学名誉教授。現在、大阪に在住。

日本ウイルス学会（評議員）、日本感染症学会などに所属。

在職中の主な研究テーマは、食中毒細菌・ウイルス、特にノロウイルスの免疫学的、抗原学的解析。

趣味は山歩（さんぽ）。兵庫県出身の加藤文太郎に憧れ、学生時代から登山に没頭。六甲山全縦走（約56キロ）を3回達成。他に、「大阪山系全縦走（のべ14日間で約400キロ）」、「兵庫県800山登頂」を実行。

好きな言葉は「人生の4K（健康、好奇心、継続、幸運）」。

NDC 465　221p　21cm

休み時間シリーズ

休み時間の微生物学 第2版

2016年2月22日　第1刷発行
2022年6月2日　第8刷発行

著 者　北元 憲利（きたもと のりとし）
発行者　髙橋明男
発行所　株式会社 講談社
　　　　〒112-8001　東京都文京区音羽2-12-21
　　　　販売　(03) 5395-4415
　　　　業務　(03) 5395-3615

KODANSHA

編 集　株式会社 講談社サイエンティフィク
　　　　代表　堀越俊一
　　　　〒162-0825　東京都新宿区神楽坂2-14　ノービィビル
　　　　編集　(03) 3235-3701
印刷・製本　株式会社KPSプロダクツ

落丁本・乱丁本は、購入書店名を明記のうえ、講談社業務宛にお送り下さい。送料小社負担にてお取替えします。なお、この本の内容についてのお問い合わせは講談社サイエンティフィク宛にお願いいたします。定価はカバーに表示してあります。

© Noritoshi Kitamoto, 2016

本書のコピー、スキャン、デジタル化等の無断複製は著作権法上での例外を除き禁じられています。本書を代行業者等の第三者に依頼してスキャンやデジタル化することはたとえ個人や家庭内の利用でも著作権法違反です。

[JCOPY]〈社〉出版者著作権管理機構　委託出版物〉
複写される場合は、その都度事前に〈社〉出版者著作権管理機構（電話03-5244-5088, FAX 03-5244-5089, e-mail：info@jcopy.or.jp）の許諾を得て下さい。

Printed in Japan
ISBN 978-4-06-155717-8